"十二五"职业教育国家规划立项教材

国家卫生和计划生育委员会"十二五"规划教材
全国中等卫生职业教育教材

供医学影像技术专业用

生理学基础

主　编　石少婷

副主编　傅凌莉　彭　华

编　者（以姓氏笔画为序）

王化龙（辽宁省朝阳市卫生学校）

边　柯（开封大学医学部）

石少婷（山东省莱阳卫生学校）

孟　娟（运城护理职业学院）

周　燕（山东省莱阳卫生学校）

郭　燕（甘肃卫生职业学院）

梁志民（广西南宁市卫生学校）

傅凌莉（重庆市医药卫生学校）

彭　华（山东省临沂卫生学校）

人民卫生出版社

图书在版编目（CIP）数据

生理学基础 / 石少婷主编 . —北京：人民卫生出版社，2015

ISBN 978–7–117–21576–3

Ⅰ. ①生… Ⅱ. ①石… Ⅲ. ①人体生理学 – 中等专业学校 – 教材 Ⅳ. ①R33

中国版本图书馆 CIP 数据核字（2015）第 247591 号

| 人卫社官网 | www.pmph.com | 出版物查询，在线购书 |
| 人卫医学网 | www.ipmph.com | 医学考试辅导，医学数据库服务，医学教育资源，大众健康资讯 |

生理学基础

主　　编：石少婷

出版发行：人民卫生出版社（中继线 010-59780011）

地　　址：北京市朝阳区潘家园南里 19 号

邮　　编：100021

E - mail：pmph @ pmph.com

购书热线：010-59787592　010-59787584　010-65264830

印　　刷：北京铭成印刷有限公司

经　　销：新华书店

开　　本：787 × 1092　1/16　印张：12

字　　数：300 千字

版　　次：2016 年 1 月第 1 版　2022 年 12 月第 1 版第 6 次印刷

标准书号：ISBN 978-7-117-21576-3/R · 21577

定　　价：32.00 元

　　为全面贯彻党的十八大和十八届三中、四中、五中全会精神,依据《国务院关于加快发展现代职业教育的决定》要求,更好地服务于现代卫生职业教育快速发展的需要,适应卫生事业改革发展对医药卫生职业人才的需求,贯彻《医药卫生中长期人才发展规划(2011—2020 年)》《现代职业教育体系建设规划(2014—2020 年)》文件精神,人民卫生出版社在教育部、国家卫生和计划生育委员会的领导和支持下,按照教育部颁布的《中等职业学校专业教学标准(试行)》医药卫生类(第二辑)(简称《标准》),由全国卫生职业教育教学指导委员会(简称卫生行指委)直接指导,经过广泛的调研论证,成立了中等卫生职业教育各专业教育教材建设评审委员会,启动了全国中等卫生职业教育第三轮规划教材修订工作。

　　本轮规划教材修订的原则:①明确人才培养目标。按照《标准》要求,本轮规划教材坚持立德树人,培养职业素养与专业知识、专业技能并重,德智体美全面发展的技能型卫生专门人才。②强化教材体系建设。紧扣《标准》,各专业设置公共基础课(含公共选修课)、专业技能课(含专业核心课、专业方向课、专业选修课);同时,结合专业岗位与执业资格考试需要,充实完善课程与教材体系,使之更加符合现代职业教育体系发展的需要。在此基础上,组织制订了各专业课程教学大纲并附于教材中,方便教学参考。③贯彻现代职教理念。体现"以就业为导向,以能力为本位,以发展技能为核心"的职教理念。理论知识强调"必需、够用";突出技能培养,提倡"做中学、学中做"的理实一体化思想,在教材中编入实训(实验)指导。④重视传统融合创新。人民卫生出版社医药卫生规划教材经过长时间的实践与积累,其中的优良传统在本轮修订中得到了很好的传承。在广泛调研的基础上,再版教材与新编教材在整体上实现了高度融合与衔接。在教材编写中,产教融合、校企合作理念得到了充分贯彻。⑤突出行业规划特性。本轮修订紧紧依靠卫生行指委和各专业教育教材建设评审委员会,充分发挥行业机构与专家对教材的宏观规划与评审把关作用,体现了国家卫生计生委规划教材一贯的标准性、权威性、规范性。⑥提升服务教学能力。本轮教材修订,在主教材中设置了一系列服务教学的拓展模块;此外,教材立体化建设水平进一步提高,根据专业需要开发了配套教材、网络增值服务等,大量与课程相关的内容围绕教材形成便捷的在线数字化教学资源包,为教师提供教学素材支撑,为学生提供学习资源服务,教材的教学服务能力明显增强。

　　人民卫生出版社作为国家规划教材出版基地,有护理、助产、农村医学、药剂、制药技术、营养与保健、康复技术、眼视光与配镜、医学检验技术、医学影像技术、口腔修复工艺等 24 个专业的教材获选教育部中等职业教育专业技能课立项教材,相关专业教材根据《标准》颁布情况陆续修订出版。

医学影像技术专业编写说明

根据教育部 2010 年公布的《中等职业学校专业目录（2010 年修订）》，医学影像技术专业（100800）的目的是面向医疗卫生机构放射科、CT 室、磁共振室、超声科、介入治疗科等部门，培养从事摄影、仪器操作、影像检查等医学影像技术工作，德智体美全面发展的高素质劳动者和技能型人才。人民卫生出版社积极落实教育部、国家卫生和计划生育委员会相关要求，推进《标准》实施，在卫生行指委指导下，进行了认真细致的调研论证工作，规划并启动了教材的编写工作。

本轮医学影像技术专业规划教材与《标准》课程结构对应，设置公共基础课（含公共选修课）、专业基础课、专业技能课（含专业核心课、专业方向课、专业选修课）教材。其中专业核心课教材根据《标准》要求设置共 9 种。

本轮教材编写力求贯彻以学生为中心、贴近岗位需求、服务教学的创新教材编写理念，教材中设置了"学习目标""病例/案例""知识链接""考点提示""本章小结""目标测试""实训/实验指导"等模块。"学习目标""考点提示""目标测试"相互呼应衔接，着力专业知识掌握，提高专业考试应试能力。尤其是"病例/案例""实训/实验指导"模块，通过真实案例激发学生的学习兴趣、探究兴趣和职业兴趣，满足了"真学、真做、掌握真本领""早临床、多临床、反复临床"的新时期卫生职业教育人才培养新要求。

本系列教材将于 2016 年 7 月前全部出版。

全国卫生职业教育教学指导委员会

9

总序号	适用专业	分序号	教材名称	版次
1	护理专业	1	解剖学基础 **	3
2		2	生理学基础 **	3
3		3	药物学基础 **	3
4		4	护理学基础 **	3
5		5	健康评估 **	2
6		6	内科护理 **	3
7		7	外科护理 **	3
8		8	妇产科护理 **	3
9		9	儿科护理 **	3
10		10	老年护理 **	3
11		11	老年保健	1
12		12	急救护理技术	3
13		13	重症监护技术	2
14		14	社区护理	3
15		15	健康教育	1
16	助产专业	1	解剖学基础 **	3
17		2	生理学基础 **	3
18		3	药物学基础 **	3
19		4	基础护理 **	3
20		5	健康评估 **	2
21		6	母婴护理 **	1
22		7	儿童护理 **	1
23		8	成人护理(上册)- 内外科护理 **	1
24		9	成人护理(下册)- 妇科护理 **	1
25		10	产科学基础 **	3
26		11	助产技术 **	1
27		12	母婴保健	3
28		13	遗传与优生	3

续表

总序号	适用专业	分序号	教材名称	版次
29	护理、助产专业共用	1	病理学基础	3
30		2	病原生物与免疫学基础	3
31		3	生物化学基础	3
32		4	心理与精神护理	3
33		5	护理技术综合实训	2
34		6	护理礼仪	3
35		7	人际沟通	3
36		8	中医护理	3
37		9	五官科护理	3
38		10	营养与膳食	3
39		11	护士人文修养	1
40		12	护理伦理	1
41		13	卫生法律法规	3
42		14	护理管理基础	1
43	农村医学专业	1	解剖学基础 **	1
44		2	生理学基础 **	1
45		3	药理学基础 **	1
46		4	诊断学基础 **	1
47		5	内科疾病防治 **	1
48		6	外科疾病防治 **	1
49		7	妇产科疾病防治 **	1
50		8	儿科疾病防治 **	1
51		9	公共卫生学基础 **	1
52		10	急救医学基础 **	1
53		11	康复医学基础 **	1
54		12	病原生物与免疫学基础	1
55		13	病理学基础	1
56		14	中医药学基础	1
57		15	针灸推拿技术	1
58		16	常用护理技术	1
59		17	农村常用医疗实践技能实训	1
60		18	精神病学基础	1
61		19	实用卫生法规	1
62		20	五官科疾病防治	1
63		21	医学心理学基础	1
64		22	生物化学基础	1
65		23	医学伦理学基础	1
66		24	传染病防治	1

续表

总序号	适用专业	分序号	教材名称	版次
67	营养与保健专业	1	正常人体结构与功能 *	1
68		2	基础营养与食品安全 *	1
69		3	特殊人群营养 *	1
70		4	临床营养 *	1
71		5	公共营养 *	1
72		6	营养软件实用技术 *	1
73		7	中医食疗药膳 *	1
74		8	健康管理 *	1
75		9	营养配餐与设计 *	1
76	康复技术专业	1	解剖生理学基础 *	1
77		2	疾病学基础 *	1
78		3	临床医学概要 *	1
79		4	康复评定技术 *	2
80		5	物理因子治疗技术 *	1
81		6	运动疗法 *	1
82		7	作业疗法 *	1
83		8	言语疗法 *	1
84		9	中国传统康复疗法 *	1
85		10	常见疾病康复 *	2
86	眼视光与配镜专业	1	验光技术 *	1
87		2	定配技术 *	1
88		3	眼镜门店营销实务 *	1
89		4	眼视光基础 *	1
90		5	眼镜质检与调校技术 *	1
91		6	接触镜验配技术 *	1
92		7	眼病概要	1
93		8	人际沟通技巧	1
94	医学检验技术专业	1	无机化学基础 *	3
95		2	有机化学基础 *	3
96		3	分析化学基础 *	3
97		4	临床疾病概要 *	3
98		5	寄生虫检验技术 *	3
99		6	免疫学检验技术 *	3
100		7	微生物检验技术 *	3
101		8	检验仪器使用与维修 *	1
102	医学影像技术专业	1	解剖学基础 *	1
103		2	生理学基础 *	1
104		3	病理学基础 *	1

续表

总序号	适用专业	分序号	教材名称	版次
105		4	医用电子技术 *	3
106		5	医学影像设备 *	3
107		6	医学影像技术 *	3
108		7	医学影像诊断基础 *	3
109		8	超声技术与诊断基础 *	3
110		9	X 线物理与防护 *	3
111	口腔修复工艺专业	1	口腔解剖与牙雕刻技术 *	2
112		2	口腔生理学基础 *	3
113		3	口腔组织及病理学基础 *	2
114		4	口腔疾病概要 *	3
115		5	口腔工艺材料应用 *	3
116		6	口腔工艺设备使用与养护 *	2
117		7	口腔医学美学基础 *	3
118		8	口腔固定修复工艺技术 *	3
119		9	可摘义齿修复工艺技术 *	3
120		10	口腔正畸工艺技术 *	3
121	药剂、制药技术专业	1	基础化学 **	1
122		2	微生物基础 **	1
123		3	实用医学基础 **	1
124		4	药事法规 **	1
125		5	药物分析技术 **	1
126		6	药物制剂技术 **	1
127		7	药物化学 **	1
128		8	会计基础	1
129		9	临床医学概要	1
130		10	人体解剖生理学基础	1
131		11	天然药物学基础	1
132		12	天然药物化学基础	1
133		13	药品储存与养护技术	1
134		14	中医药基础	1
135		15	药店零售与服务技术	1
136		16	医药市场营销技术	1
137		17	药品调剂技术	1
138		18	医院药学概要	1
139		19	医药商品基础	1
140		20	药理学	1

** 为"十二五"职业教育国家规划教材
* 为"十二五"职业教育国家规划立项教材

前　言

由人民卫生出版社组织编写的"十二五"职业教育国家规划立项教材、国家卫生和计划生育委员会"十二五"规划教材《生理学基础》,立足于现代职业教育的发展与改革趋势,以新的专业教学标准为依据,供中等卫生职业教育医学影像技术专业使用。

本教材以医学影像检查技术岗位分析为依据进行编写,遵循技术技能型人才成长规律,按照职业教育对高素质技术技能型职业教育人才的需求,突显"三基五性三特性"的教材编写基本原则,以满足职业教育人才成长"立交桥"的要求。在编写过程中,注重教材内容的整体优化,注重教材知识与职业工作的一致性,突出其"专业性、实用性、技能性",强化学生职业能力培养,为今后学生学习专业核心课程和临床实践应用打下良好的基础。

在教材编写过程中,我们通过对医学影像技师岗位所需的实际能力进行分析,结合放射医学技术初级考试大纲等内容,调整了编写内容,每节前设置导入案例,力求做到理论知识适度、贴近生活、贴近岗位。同时结合岗位知识技能进行教学内容的精简、融合、重组和优化,既注重教学内容前后的有序化,又淡化学科界限,有利于教学的实施。

本教材编写人员为来自全国八所院校从事生理学教学的一线优秀教师,编写过程中也得到了各位编者所在学校及同行的热情帮助和大力支持,在此表示诚挚的感谢。

此外,我们还依据本教材开发了相应的教学课件、案例分析等数字化资料,置于人民卫生出版社的"网络增值服务"平台供读者使用。

由于编写时间仓促,编写水平有限,错误和不妥之处难免,敬请同行及广大读者不吝赐教,提出宝贵意见,以便该教材再版时能够得到进一步的完善。

石少婷
2015 年 10 月

目 录

第一章　认识生理学

 学习目标

1. 掌握：生命的基本特征；内环境与稳态；细胞膜的物质转运功能。
2. 熟悉：人体功能活动的调节方式及特点；细胞的生物电现象。
3. 了解：骨骼肌的收缩功能。

　　生理学是研究生物体正常生命活动规律的科学。生物体也称机体，是自然界中有生命的物体的总称，包括动物、植物和微生物，本书主要介绍人体生理学。生理学是一门实验性科学，其任务是研究人体及其器官系统正常生命活动现象、过程、机制、影响因素及在整体活动中的意义，从而掌握各种生理活动发展、变化的规律。大部分生理学知识都是通过实验获得，生理学的常用实验方法有急性实验和慢性实验，一般从整体水平、器官水平和系统水平、细胞和分子水平进行研究。

第一节　生命活动的基本特征

 案例

　　志峰怀揣着做一名医学影像技师的梦想，踏进了卫校的大门，学习了《解剖学基础》后，他了解了人体的构成。经查阅，他了解到生命活动即生命现象，人体生命活动有很多，如躯体运动、血液循环、呼吸、消化、排泄、生殖等。他决定认真学习这些生命活动的基本规律，为学习专业课程打下基础。
　　请问：1. 你知道的生命活动还有哪些？
　　　　　2. 生命活动有共同的特征吗？

　　生命活动的基本特征是指所有生命活动共有的最本质的特征。生物学家通过对各种生物体基本生命活动进行观察和研究，发现生命活动至少包括四种特征，即新陈代谢、兴奋性、适应性和生殖。

一、新陈代谢

　　新陈代谢（metabolism）是指机体与周围环境之间进行物质交换和能量交换，以实现自我更新的过程，包括合成代谢和分解代谢。合成代谢是指机体不断从外界摄取营养物质，并将其合成、转化成自身的物质，同时贮存能量的过程；分解代谢是指机体不断分解自身的物质，同时释放能量供生命活动的需要,并将其分解产物排出体外的过程。新陈代谢是一切生物体最基本的生命特征,新陈代谢一旦停止,就意味着生命的结束。

二、兴奋性

兴奋性(excitability)是指机体或组织对刺激发生反应的能力或特性。机体的神经、肌肉和腺体组织的兴奋性较高,称为可兴奋组织。

(一) 刺激与反应

1. 刺激　刺激是指能被机体或组织感受到的环境变化。刺激的种类很多,按其性质可分为物理性刺激、化学性刺激、生物性刺激和社会心理性刺激(表 1-1)。

表 1-1　刺激的分类

分类	举例
物理性刺激	声、光、电、机械、温度、放射线等
化学性刺激	酸、碱、药物等
生物性刺激	细菌、病毒、寄生虫等
社会心理性刺激	语言、文字、思维、情绪等

2. 反应　反应是指机体或组织接受刺激后所发生的一切变化。不同组织对刺激发生反应表现为兴奋和抑制两种形式(表 1-2)。

表 1-2　反应的表现形式

表现形式	概念	举例
兴奋	机体或组织接受刺激后,由相对静止变为活动状态或活动由弱变强	电刺激家兔的交感神经可引起心跳加强、加快
抑制	机体或组织接受刺激后,由活动状态变为相对静止或活动由强变弱	电刺激家兔的迷走神经可引起心跳减弱、减慢

3. 刺激与反应的关系　实验证明,任何刺激要引起机体或组织反应必须具备三个条件,即足够的刺激强度、足够的刺激持续时间和一定的强度 - 时间变化率。在生理学实验中,电刺激是常用的刺激方法,因为电刺激的刺激强度、刺激持续时间和强度 - 时间变化率均容易控制,而且对组织损伤较小。如果刺激持续时间、强度 - 时间变化率固定不变,刺激必须达到一定的强度,才能引起组织发生反应。所以,刺激是原因,反应是结果,但刺激必须作用于可兴奋性组织,才能发生反应。

(二) 衡量兴奋性的指标

阈强度(hreshold intensity)是指能够引起机体或组织发生反应的最小刺激强度,又称阈值。阈值是生理学上衡量组织兴奋性的指标。阈值可反映组织兴奋性的高低,它与兴奋性呈反变关系,即阈值越大说明组织的兴奋性越低,阈值越小说明组织的兴奋性越高。强度等于阈值的刺激称为阈刺激;强度小于阈值的刺激称为阈下刺激;强度大于阈值的刺激称为阈上刺激。

三、适应性

机体按照环境变化调整自身生理功能的过程称为适应。适应性是指机体根据内外环境的变化调整体内各种活动,以适应变化的能力。适应可分为生理性适应和行为性适应。如长期居住在高原地区的人,其血中红细胞和血红蛋白含量比居住在平原地区的人要高,以适应高原缺氧的特点,为生理性调节;寒冷时人们通过添衣取暖活动来抵抗严寒,为行为性适应。

四、生殖

生殖(reproduction)是指生物体发育成熟后,能够产生与自己相似的子代个体的功能。生殖是生命活动的基本特征之一,人和生物的寿命都是有限的,通过生殖活动产生新的个体延续生命,繁衍种族。

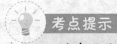
考点提示

生命活动的基本特征

第二节 机体与环境

案例

人体对外环境有很强的适应能力,如体温能在环境温度变化的情况下保持相对恒定。夏季气温升高,人体可通过减少衣着来应对高温环境,同时机体会通过增加排汗量等方式维持恒定体温,但当高温超过机体调节能力时,可能会引发中暑。

请问:1. 你知道的机体适应环境的现象还有哪些?

2. 机体是如何适应环境的?

机体的一切生命活动都是在一定的环境中进行的,脱离环境,机体将无法生存。

一、机体与外环境

外环境是指机体生存的外界环境,包括自然环境和社会环境。自然环境中各种变化如温度、气压、光照、湿度等不断作用于机体,机体能够对这种外环境的变化做出适应性反应以维持正常生理活动。剧烈的外环境变化超过人体的适应能力时将会对机体造成危害。

社会环境变化也是影响人体生理功能的重要因素之一,如人际关系、生活习惯、经济状况、居住条件等都可能对人体的身心健康产生影响。

二、内环境与稳态

(一) 内环境

人体绝大多数细胞是不与外环境直接接触的,而是生活在体内的液体环境中。人体内的液体称为体液,正常成年人的体液总量约占体重的60%,其中2/3分布在细胞内,称为细胞内液;其余1/3分布于细胞外,称为细胞外液。细胞外液包括血浆、组织液、淋巴液、房水和脑脊液等。机体内部细胞直接生存的环境是细胞外液,细胞外液提供细胞代谢所需的营养物质,并接受细胞的代谢产物,生理学中将细胞外液称为机体的内环境(internal environment)。

(二) 稳态

 知识链接

坎农与稳态

稳态即相对稳定的状态,是美国生理学家坎农(W.B.Cannon)于20世纪20年代末提出的,是内环境恒定概念的引申和发展。在坎农时期,稳态主要指内环境是可变的又是相对稳定的状态。稳态是在不断运动中所达到的一种动态平衡;即是在遭受着许多外界干扰因素的条件下,经过体内复杂的调节机制使各器官、系统协调活动的结果,这种稳定是相对的,不是绝对的,一旦稳态遭破坏,可导致机体死亡。

外环境的各种因素经常发生变化,而内环境的各种理化因素(如温度、酸碱度、渗透压及各种化学成分的浓度等)则相对稳定,这种内环境的各种化学成分和理化性质保持相对稳定的状态称为内环境的稳态(homeostasis)。

人体内环境的稳态是机体维持正常生命活动的必要条件,稳态的维持是人体自我调节的结果,需要全身各系统和器官的共同参与和相互协调。在正常情况下,由于细胞的代谢,人体不断消耗 O_2 和营养物质,并不断产生 CO_2 和 H^+ 等代谢产物,外界环境因素,如高温、严寒、低氧或吸入过多 CO_2 等也会干扰稳态。但人体可通过多个系统和器官的活动,使遭受破坏的环境及时得到恢复,从而维持其相对稳定,如通过加强散热或产热可调节体温;经过呼吸系统的活动摄入 O_2 和排出 CO_2。如果内环境的稳态不能维持,疾病就会随之发生,甚至危及生命。

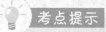 **考点提示**

稳态

三、机体生理功能的调节

人体具有较完备的调控系统,能对各系统、器官、组织和细胞的各种生理功能进行有效的调节和控制,维持机体内环境乃至各种生理功能活动的稳态;也能适时地对外界环境变化做出适应性反应,调整机体各组成部分的活动,以应对外界环境所发生的变化。人体各种功能活动进行调节的方式有三种,即神经调节、体液调节和自身调节。

(一) 神经调节

神经调节是通过神经系统对机体进行的调节方式,其基本方式是反射。反射(reflex)是在中枢神经系统的参与下,机体对刺激产生的规律性反应。反射活动的结构基础是反射弧,反射弧由感受器、传入神经、中枢、传出神经和效应器(图1-1)五个基本部分组成,反射弧中任何一部分被破坏或出现功能障碍,都将导致相应反射消失。如当手无意碰到火焰时,热刺激作用于皮肤,皮肤的痛觉和温觉感受器将痛和热的刺激转换为神经冲

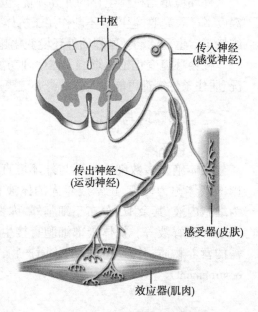

图 1-1　反射弧组成示意图

动,沿传入神经传至中枢,中枢经过综合分析后发出指令,通过传出神经至相应的肌肉(效应器),使这些肌肉有序舒缩,协调配合完成缩手动作,若痛觉和温觉感受器被破坏,此反射将不能完成。反射按其形成过程,可分为非条件反射和条件反射两类(表1-3)。

表1-3 非条件反射和条件反射的比较

	非条件反射	条件反射
形成	先天遗传,种族共有	后天在一定条件下形成
神经联系	有恒定、稳固的反射弧联系	有易变、暂时性的反射弧联系
中枢	大脑皮层下的各中枢	大脑皮层
意义	数量有限,适应性弱	数量无限,适应性强
举例	膝反射	望梅止渴

神经调节的特点是迅速、准确,持续时间短。这是因为反射弧的神经传导速度很快,传出神经所支配的效应器都是固定的,作用效果明确,对于应答环境的急剧变化和适应环境极为重要。

(二)体液调节

体液调节是指体液中的化学物质通过体液途径对机体功能进行的调节。参与体液调节的化学物质主要是由内分泌腺和内分泌细胞分泌的激素。激素通过血液运输到全身的组织细胞,对其功能活动进行调节,称为全身性体液调节,是体液调节的基本方式。接受激素调节的细胞称为靶细胞。如胰岛 B 细胞分泌的胰岛素,经血液循环运送到全身各处,促进其靶细胞对葡萄糖的摄取和利用,以维持机体血糖浓度的相对稳定。

还有些组织细胞产生的特殊化学物质(如组胺)和局部代谢产物(CO_2、乳酸等),可经组织液扩散至邻近细胞调节其功能,这种调节称为局部性体液调节,是体液调节的辅助方式。

体液调节的特点是缓慢、广泛、持续时间较长。

(三)自身调节

自身调节是指机体内某些组织细胞不依赖于神经和体液因素的作用,自身对刺激产生的一种适应性反应。如心肌的收缩力在一定范围内与心肌纤维的初长度成正比,即收缩前心肌纤维越长,其产生的收缩力越大;反之,则收缩力越小。这一现象在脱离了神经和体液因素影响下的离体灌流心脏中同样存在,说明自身调节完全是由体内组织细胞自身的特性决定的。

自身调节的特点是范围局限、幅度较小、灵敏度低,但对维持某些组织细胞功能的相对稳定有一定作用。

四、人体功能调节的反馈作用

人体功能调节属于自动控制系统。在生理学中,通常把中枢或内分泌腺(细胞)看作是控制部分,而把效应器或靶细胞看作是受控部分,两者之间形成一个"闭合"回路。控制部分发出控制信息调节受控部分的活动,受控部分的活动情况作为反馈信息回送到控制部分,使控制部分不断纠正和调整自己的活动,从而实现自动精确的调节(图1-2)。这种由受控部分发出的反馈信息反过来影响控制部分活动的过程称为反馈。反馈主要分负反馈和正反馈两类。

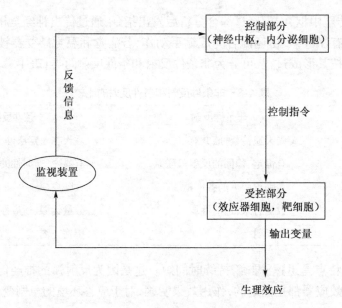

图 1-2 自动控制系统模式图

(一) 负反馈

负反馈(negative feedback)是指反馈信息与控制信息作用相反的反馈。负反馈是可逆的,在人体内极为多见,是维持稳态的重要方式。如甲状腺功能的调节,腺垂体释放的促甲状腺激素作用于甲状腺,促进其释放甲状腺激素,血中甲状腺激素浓度升高,作用于腺垂体,抑制其促甲状腺激素的释放,使血中甲状腺激素含量稳定在一定水平。在神经调节、体液调节和自身调节的过程中有许多环节都可通过负反馈实现自动控制。

(二) 正反馈

正反馈(positive feedback)是指反馈信息与控制信息作用相同的反馈。正反馈在体内为数不多,见于排尿、排便、分娩与血液凝固等过程,这些生理活动一旦发动,将不断加强,迅速完成。如排尿过程中,排尿中枢发出控制信息,膀胱收缩,促进排尿,当尿液流经后尿道时,又可刺激尿道感受器,产生反馈信息返回排尿中枢,加强其活动,导致膀胱进一步收缩,促进尿液的排出,此过程不断加强,直至膀胱内的尿液完全排出为止。

第三节 细胞的基本功能

 案例

18 世纪,意大利生物学家伽伐尼在实验室解剖青蛙时发现了"动物电"。19 世纪,德国植物学家施莱登和动物学家施旺提出:细胞是动物和植物结构和生命活动的基本单位,此为"细胞学说",为达尔文的进化论打下了基础。1842 年法国科学家 Mattencci 首先发现了心脏的电活动;1885 年荷兰生理学家 W.Einthoven 首次从体表记录到心电波形,并获诺贝尔奖。

请问:1. 你知道的与生理学有关的科学家有哪些?

2. 细胞的基本结构和功能有哪些?

细胞是人体结构和功能的基本单位,人体的一切生命活动都是在细胞功能的基础上进行的。了解细胞的基本功能,有助于更深入地理解人体及各器官、系统生命活动的规律。

一、细胞膜的物质转运功能

细胞膜是分隔细胞质与细胞周围环境的一层生物膜,具有屏障作用、物质转运功能和受体功能。目前公认的液态镶嵌模型学说认为,细胞膜以液态脂质双分子层为基架,其中镶嵌着具有不同功能的蛋白质(图 1-3)。

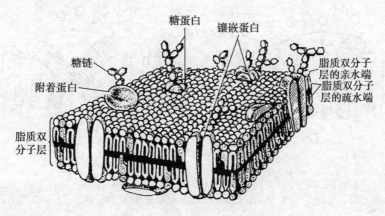

图 1-3　细胞膜液态镶嵌模型图

(一) 单纯扩散

单纯扩散(simple diffusion)是指脂溶性小分子物质顺浓度差跨膜转运的过程。由于细胞膜的基架是脂质双分子层,脂溶性小分子物质如 O_2、CO_2、NH_3、乙醇等在膜两侧存在浓度差时可扩散,此过程不需要消耗能量。

(二) 易化扩散

易化扩散(facilitated diffusion)是指非脂溶性小分子物质在膜蛋白的帮助下顺浓度差或电位差跨膜转运的过程。根据参与的膜蛋白种类不同,将易化扩散分为经载体易化扩散和经通道易化扩散。

1. 经载体易化扩散　在"载体"膜蛋白的帮助下进行的易化扩散,如葡萄糖、氨基酸等物质就是由相应的载体转运的(图 1-4)。经载体的易化扩散有三个特点:①特异性:一种载体一般只转运一种物质,如葡萄糖载体只能转运葡萄糖;②饱和性:由于载体的数量有限,当被转运物质增加到一定限度时,转运量不再增加;③竞争性抑制:一种载体同时转运两种或两种以上结构相似的物质时,一种物质浓度增加,将减弱对另一种物质的

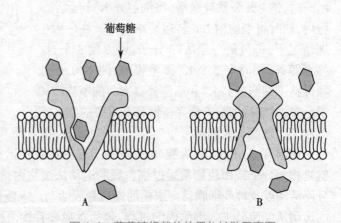

图 1-4　葡萄糖经载体的易化扩散示意图

A. 细胞外的葡萄糖与载体蛋白分子的结合位点结合;B. 载体蛋白质变构,结合位点移至细胞内侧,解离出葡萄糖

转运。

2. 经通道易化扩散 在"通道"膜蛋白的帮助下进行的易化扩散,如 Na^+、K^+、Ca^{2+}、Cl^- 等离子分别通过不同的通道进行转运(图1-5)。通道的开闭是由"闸门"来控制的,又称门控通道。门控通道分为两种:由膜两侧电位差变化引起"闸门"开闭的称为电压门控通道;由化学物质引起"闸门"开闭的称为化学门控通道。

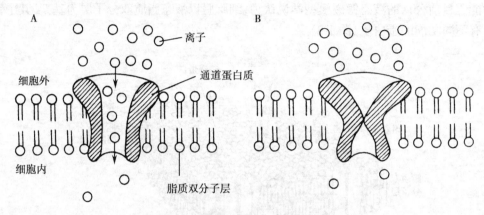

图 1-5 经通道的易化扩散示意图
A. 通道开放;B. 通道关闭

单纯扩散和易化扩散因细胞本身不消耗能量,属于被动转运。

(三) 主动转运

主动转运(active transport)是指离子或小分子物质在膜上"泵"的帮助下,逆浓度差或电位差进行的跨膜转运,此过程需要耗能。离子泵也是一种膜蛋白,具有 ATP 酶的活性,也称为 ATP 酶,可将细胞内的 ATP 水解为 ADP,并利用其释放的能量完成转运过程。

细胞膜上有多种离子泵,最重要的是钠-钾泵,因具有 ATP 酶的作用,又称为钠-钾依赖式 ATP 酶。当细胞内 Na^+ 浓度增高和(或)细胞外 K^+ 浓度增高时,钠-钾泵就被激活,将细胞外 K^+ 转运至细胞内,同时将细胞内 Na^+ 转运至细胞外。在一般生理情况下,每分解一个 ATP 分子,可以使 3 个 Na^+ 移至膜外,同时有 2 个 K^+ 移至膜内(图1-6),形成和保持了细胞内高 K^+ 和细胞外高 Na^+ 的不均衡离子分布,对维持细胞正常兴奋性具有重要的意义。

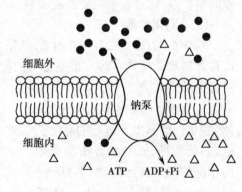

图 1-6 钠-钾泵示意图
●. Na^+;△. K^+

(四) 出胞与入胞

出胞(exocytosis)和入胞(endocytosis)是细胞膜转运大分子物质或团块物质的方式。出胞是指大分子或团块物质通过细胞膜的运动从细胞内排至细胞外的过程,主要见于细胞的分泌活动以及神经细胞轴突末梢的递质释放活动。入胞是指大分子或团块物质通过细胞膜的运动从细胞外进入细胞内的过程,包括吞噬和吞饮两种形式。固体物质的入胞过程称为吞噬,如粒细胞吞噬细菌的过程;液态物质的入胞过程称为吞饮,如小肠上皮对营养物质的吸收(图1-7)。

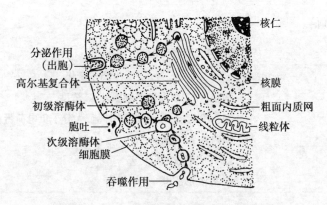

图 1-7 入胞作用和出胞作用示意图

二、细胞的生物电现象

生物电现象是指细胞在进行生命活动时伴随的电现象。生物电主要发生在细胞膜的两侧,也称为跨膜电位。主要包括静息电位和动作电位。

(一) 静息电位及其产生机制

1. 静息电位 静息电位(resting potential,RP)是指在安静状态下,存在于细胞膜两侧的电位差。实验测定,将与示波器相连的两个测量电极置于蛙坐骨神经表面任意两点时,示波器的扫描光点在零电位线上横向扫描(图 1-8A),说明神经细胞膜表面任意两点的电位相等。如果将其中一个电极插入细胞时,则扫描光点立即从零电位下降一定水平,并在此水平上横向扫描(图 1-8B),说明细胞膜内外存在电位差,且膜内低于膜外。如果规定膜外电位为 0,膜内电位则为负值,静息电位用膜内电位表示,为负值。静息电位的数值因细胞的种类不同而有差异,如骨骼肌细胞为 –90mV,神经细胞约 –70mV,平滑肌细胞约 –55mV,红细胞约 –10mV。细胞在安静状态下,膜外为正电位、膜内为负电位的状态称为极化。静息电位增大(如细胞内电位由 –70mV 变为 –90mV)的过程或状态称为超极化;静息电位减小(如细胞内电位由 –70mV 变为 –50mV)的过程或状态称为去极化;膜电位由负变正时称为反极化;细胞去极化、反极化或超极化后,再向静息电位方向恢复的过程,称为复极化。

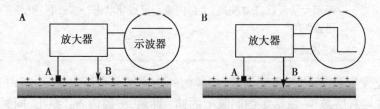

图 1-8 静息电位示意图

A.电极 A 与电极 B 均置于细胞外表面;B. 电极 A 置于细胞外,电极 B 插入细胞内,记录细胞内外的电位差

极化状态与静息电位是同一现象的两种表达方式,它们都是细胞处于静息状态的标志。极化状态表达的是膜内外电荷分布的情况,静息电位表达的是膜内外的电位差。

2. 静息电位产生机制 静息电位产生的机制目前用离子流学说来解释,主要是 K^+ 外流形成的 K^+ 平衡电位(表 1-4)。实验测定,哺乳动物骨骼肌膜两侧的离子浓度分布不均衡,其中细胞外液 Na^+ 浓度约为其细胞内液 Na^+ 浓度的 10 倍;而细胞内液 K^+ 浓度约为其细胞

外液 K^+ 浓度的 30 倍。

表 1-4 静息电位的产生机制

机制	离子变化
前提条件	细胞内 K^+ 浓度高于细胞外 K^+ 浓度
	细胞膜 K^+ 通道开放,K^+ 外流,大分子负电荷蛋白质不通透
离子流动力	膜内外 K^+ 浓度差
离子流阻力	K^+ 外流形成的电位差
离子流结果	K^+ 外流形成电 - 化学平衡

(二) 动作电位及其产生机制

1. 动作电位 动作电位(action potential, AP)是细胞接受刺激时,在静息电位的基础上发生的一次快速、可扩布性的电位变化。以神经纤维的动作电位为例(图 1-9),上升支是膜电位去极化和反极化过程,膜内电位由 $-70mV$ 迅速上升至 $+30mV$;下降支是膜电位的复极化过程,膜电位由 $+30mV$ 迅速下降至 $-70mV$。整个动作电位历时短暂,不超过 2ms,波型尖锐,也称之为锋电位。

2. 动作电位的产生机制 动作电位的上升支主要是由 Na^+ 内流所形成的电 - 化学平衡电位,下降支是 K^+ 快速外流的结果(表 1-5)。

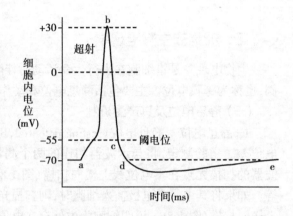

图 1-9 动作电位模式图

ab. 锋电位上升支;bc. 锋电位下降支;cd. 负后电位;de. 正后电位

表 1-5 动作电位的产生机制

时相	变化离子	机制
上升支	Na^+	刺激→细胞膜 Na^+ 通道开放,Na^+ 少量内流→膜电位局部去极化达阈电位→Na^+ 通道大量开放,Na^+ 快速、大量内流→反极化状态→Na^+ 电 - 化学平衡→Na^+ 通道迅速关闭
下降支	K^+	K^+ 快速外流

动作电位发生后,膜电位虽已恢复,但膜内外的离子分布尚未恢复,膜内 Na^+ 浓度有所增加,而 K^+ 浓度有所减少,激活了细胞膜上的钠 - 钾泵,将膜内 Na^+ 泵出,同时将膜外 K^+ 泵入,使细胞内外的 Na^+、K^+ 恢复到兴奋前的分布状态,从而维持细胞的正常兴奋性。动作电位是可兴奋细胞兴奋的标志。

(三) 动作电位的引起与传导

1. 动作电位的引起 实验证明,引起细胞产生动作电位的有效刺激必须能使膜发生去极化达到某一临界电位值,引起膜上 Na^+ 通道突然大量开放,Na^+ 大量内流,从而爆发动作电位。这个能够引起细胞膜上 Na^+ 通道突然大量开放的临界膜电位值称为阈电位(threshold potential,TP)。阈电位的数值通常比静息电位小 10~20mV,如神经纤维的阈电位约为 $-55mV$。动作电位的幅度与细胞膜内外 Na^+ 浓度差和钠通道开放的数目有关,不随刺激强度的大小而改变,具有"全或无"的特点。阈刺激或阈上刺激可产生动作电位,阈下刺激可使细胞膜上少量 Na^+ 通道开放,少量 Na^+ 内流使膜发生去极化,产生局部电位,不能引发动作电位。

2. 动作电位的传导 动作电位一经发生,就能沿膜自动向邻近未兴奋部位传导。动作电位在神经纤维上的传导称为神经冲动。动作电位的传导是局部电流作用的结果(图 1-10)。动作电位的传导具有不衰减性、"全或无"现象和双向传导的特点。

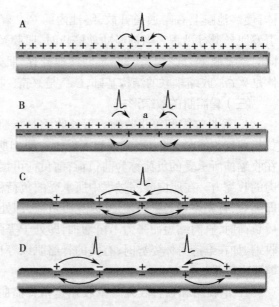

图 1-10 动作电位的传导

A、B. 动作电位在无髓神经纤维上依次传导;C、D. 动作电位在有髓神经纤维上的跳跃传导

三、肌细胞的收缩功能

人体各种形式的运动,主要是靠肌纤维(肌细胞)的收缩来完成,由肌纤维构成的肌组织包括骨骼肌、心肌和平滑肌,它们在结构和功能上虽有差异,但收缩的基本形式和原理是相似的。

(一)骨骼肌的收缩原理

肌丝滑行学说认为,肌纤维的收缩是细肌丝在粗肌丝之间滑行的结果。肌丝滑行使肌节长度变短,肌原纤维缩短表现为肌纤维收缩。

骨骼肌的收缩过程是:当肌细胞膜上的动作电位引起肌浆中 Ca^{2+} 浓度升高时,肌钙蛋白与 Ca^{2+} 结合,引起肌钙蛋白分子构象的改变,致使原肌球蛋白发生扭转、移位,肌球蛋白的横桥得以和肌动蛋白结合;进而横桥分解 ATP 获得能量拉动细肌丝向肌节中心方向滑行,肌节变短,肌细胞收缩。当肌浆中 Ca^{2+} 浓度降低时,肌钙蛋白与 Ca^{2+} 分离,原肌球蛋白又回归原位将肌动蛋白上的结合点掩盖起来。横桥停止扭动,与肌动蛋白脱离,细肌丝滑出,肌节恢复原长度,表现为肌纤维舒张(图 1-11)。

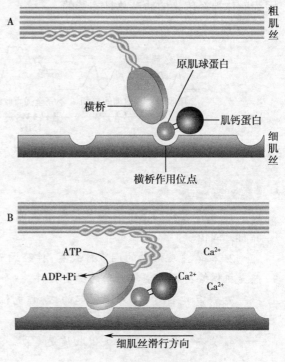

图 1-11 肌丝滑行机制示意图

A. 肌肉舒张;B. 肌肉收缩

(二)骨骼肌的兴奋-收缩耦联

兴奋-收缩耦联是指肌纤维兴奋时,先引发肌膜上的动作电位,然后触发肌纤维收缩的中介过程。

当神经冲动经运动终板传至肌纤维时,肌膜产生动作电位,可沿横管膜迅速传至三联体,使终池膜上 Ca^{2+} 通道开放,终池内的 Ca^{2+} 释放入肌浆中,致肌浆中 Ca^{2+} 浓度迅速升高,引发肌丝滑行过程。当神经冲动停止时,肌膜及横管膜电位恢复,终池膜上 Ca^{2+} 通道关闭,同时终池膜上 Ca^{2+} 泵将 Ca^{2+} 泵回终池贮存,肌浆中 Ca^{2+} 浓度降低,引起肌纤维舒张。三联体是兴奋-收缩耦联的结构基础, Ca^{2+} 是兴奋-收缩耦联的关键物质。

(三)骨骼肌的收缩形式

1. 等长收缩和等张收缩　等长收缩是指肌肉收缩时,长度不变而张力增加;等张收缩是指肌肉收缩时,张力不变而长度缩短。肌肉所承受的负荷情况决定了其收缩方式。肌肉在收缩前所承受的负荷称为前负荷,前负荷可增加肌肉收缩前的长度(初长度),进而增加肌肉的收缩力。在肌肉收缩过程中所承受的负荷称为后负荷,由于后负荷的存在,肌肉不能立即缩短,首先表现为张力增加,以克服负荷,即处于等长收缩状态;当张力增加到等于或大于后负荷时,肌肉缩短而张力不再增加,即处于等张收缩状态。人体骨骼肌的收缩大多为混合收缩,如在维持身体姿势时,有关的骨骼肌以等长收缩为主;而在肢体自由运动时,有关的骨骼肌以等张收缩为主。

2. 单收缩和强直收缩　单收缩是指骨骼肌受到一次刺激引起的一次收缩。强直收缩是指骨骼肌受到连续刺激时,出现的持续收缩状态。由于刺激的频率不同,强直收缩表现为不完全强直收缩和完全强直收缩(图 1-12)。据测定,完全强直收缩的肌张力可达到单收缩的 3~4 倍,可产生强大的收缩效果。正常情况下,人体内骨骼肌的收缩都属于完全强直收缩,因为躯体神经传来的冲动总是连续的。

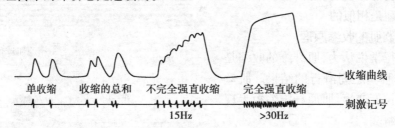

图 1-12　骨骼肌的单收缩与强直收缩

 本章小结

1. 生命活动的基本特征包括新陈代谢、兴奋性、适应性和生殖;衡量组织兴奋性的指标是阈值。

2. 机体生理活动的调节方式有:神经调节、体液调节和自身调节;人体内环境的稳态是机体维持正常生命活动的必要条件。

3. 静息电位是 K^+ 外流引起的;动作电位是由 Na^+ 内流和 K^+ 外流引起的,动作电位是可兴奋细胞兴奋的标志。

4. 兴奋-收缩耦联的关键物质是 Ca^{2+}。

(石少婷)

目标测试

A1 型题

1. 生命的最基本特征是

A. 新陈代谢   B. 兴奋性   C. 适应性

D. 生殖   E. 反射

2. 衡量组织兴奋性的指标是

     A. 阈值   B. 阈电位   C. 阈刺激

     D. 动作电位的幅度   E. 动作电位的持续时间

3. 内环境是指

     A. 细胞内液   B. 细胞外液   C. 血浆

     D. 淋巴液   E. 组织液

4. 维持稳态主要依赖于

     A. 神经调节   B. 体液调节   C. 自身调节

     D. 正反馈   E. 负反馈

5. 破坏蟾蜍中枢神经系统后,消失的现象是

     A. 反应   B. 反射   C. 骨骼肌收缩

     D. 静息电位   E. 动作电位

6. 可兴奋细胞产生兴奋的共同特征是

     A. 收缩反应   B. 兴奋   C. 抑制

     D. 动作电位   E. 静息电位

B1 型题

(7~8 题共用备选答案)

     A. 骨骼肌收缩   B. 呼吸   C. 排尿反射

     D. 体温调节   E. 消化

7. 上述生理过程中,属于正反馈的是

8. 上述生理过程中,属于负反馈的是

(9~12 题共用备选答案)

     A. 单纯扩散   B. 经通道易化扩散   C. 经载体易化扩散

     D. 主动转运   E. 入胞

9. O_2 和 CO_2 在细胞膜上的扩散方式是

10. 细胞内的 K^+ 向细胞外扩散

11. 白细胞吞噬细菌的过程

12. 葡萄糖进入细胞的方式

(13~14 题共用备选答案)

     A. 极化   B. 去极化   C. 超极化

     D. 反极化   E. 复极化

13. 细胞安静时膜两侧电位内负外正的状态

14. 膜内电位由 $-70mV$ 变为 $-50mV$

(15~16 题共用备选答案)

     A. K^+ 外流   B. K^+ 内流   C. Na^+ 内流

     D. Na^+ 外流   E. Ca^{2+} 内流

15. 细胞动作电位上升支形成机制

16. 细胞动作电位下降支形成机制

（17~18 题共用备选答案）

A. Na^+	B. K^+	C. Ca^{2+}
D. Cl^-	E. A^-	

17. 阈电位时,神经细胞膜对其通透性突然增大的离子是

18. 兴奋 - 收缩耦联的关键物质是

（19~20 题共用备选答案）

A. 兴奋	B. 抑制	C. 条件反射
D. 非条件反射	E. 反应	

19. 电刺激家兔迷走神经,其心率减慢为反应的

20. "画饼充饥"属于

第二章 血 液

学习目标

1. 掌握:血液的组成;血浆的主要成分及功能;血型与输血。
2. 熟悉:血液凝固与血量。
3. 了解:血液的理化特性和纤维蛋白溶解。

血液是在心血管系统中循环流动的液态组织,具有运输 O_2、营养物质、CO_2 和代谢产物的功能,同时还具有调节酸碱平衡、维持体温、参与生理性止血、保护和防御功能。血液在保证人体新陈代谢的正常进行和维持机体内环境稳态中具有极其重要的作用。

第一节 认识血液

案例

工人小孙。因醉酒露宿街头而受凉,因头痛、畏寒、高热,伴咳嗽、咳铁锈色痰,不能平卧到医院就医。血常规:白细胞总数 12.6×10^9/L,中性粒细胞87%;X线:左肺可见大片致密阴影。诊断为大叶性肺炎,经抗炎等治疗,症状明显好转,复查血常规:白细胞总数 8.5×10^9/L,中性粒细胞60%;X线:双肺纹理清晰,痊愈出院。

请问:1. 白细胞的变化与患者的病情有何关系?
　　　2. 除白细胞外,血液还有哪些成分?分别具有什么功能?

一、血液的组成

血液由血浆和血细胞组成。血细胞分为红细胞、白细胞和血小板三类。取抗凝血离心后沉淀,可见血液分为三层:上层淡黄色的透明液体是血浆,下层深红色不透明的是红细胞,中间一薄层灰白色的是白细胞和血小板(图2-1)。血细胞在血液中所占的容积百分比称为血细胞比容,正常成年男性为40%~50%,女性为37%~48%。某些贫血患者因红细胞数量减少可导致血细胞比容下降,通过测定血细胞比容有助于判断贫血的程度和类型。

二、血液的理化性质

1. 颜色　血液因红细胞内含有大量的血红蛋白而呈红色。动脉血中红细胞含氧合血红蛋白较多而呈鲜红色;静脉血中红细胞含还原血红蛋白较多而呈暗红色。血浆呈淡黄色,空腹时相对澄清,进食较多脂类食物会使血浆变浑浊,故临床上要求空腹进行血液检查。

2. 比重 正常人全血比重约为 1.050~1.060,主要取决于红细胞的数量。红细胞越多,全血比重越大。血浆比重约为1.025~1.030,血浆蛋白含量越多,血浆比重越大。

3. 黏度 以水的黏度为1,则全血的相对黏度为4~5,主要取决于红细胞的数量。血浆的相对黏度为1.6~2.4,主要取决于血浆蛋白的含量。大面积烧伤的患者,因水分大量丢失,血液浓缩,血液黏度升高;严重贫血的患者,因红细胞大量减少,血液黏度降低。

4. 血浆 pH 正常人血浆 pH 值在 7.35~7.45 之间。血浆中的缓冲对主要包括 $NaHCO_3/H_2CO_3$、蛋白质钠盐 / 蛋白质和 Na_2HPO_4/NaH_2PO_4,其中最重要的是 $NaHCO_3/H_2CO_3$。当血浆pH 值低于 7.35 时称为酸中毒,高于 7.45 时称为碱中毒,酸中毒和碱中毒都会导致内环境稳态破坏,严重者会危及生命。

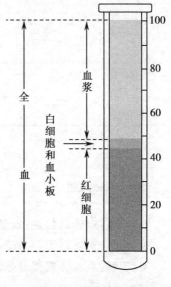

图 2-1 血液的组成

5. 血浆渗透压 血浆渗透压是指血浆中所含的溶质所具有的透过半透膜吸引水分的能力。正常人体血浆渗透压约为 5790mmHg。

第二节 血液的功能

 案例

> 银行职员小李,女。1 年前无明显诱因出现疲乏、无力、头晕,活动后心悸、气促,近 3 个月来,上述症状加重,到医院就诊。血常规:红细胞 $3.2 \times 10^{12}/L$,血红蛋白 58g/L。诊断为缺铁性贫血。经补铁及其他措施治疗半年后,症状明显好转。复查血常规:红细胞 $4.8 \times 10^{12}/L$,血红蛋白 120g/L,医生嘱停药。
>
> 请问:1. 红细胞和血红蛋白的正常值是多少?
> 2. 小李停药后应注意补充哪些食物?

一、血浆

血浆是血细胞的细胞外液,是血液中的液体成分。在生理情况下,机体通过各种调节机制使血浆成分保持相对恒定,当患某些疾病时,血浆成分会出现异常。因此测定血浆成分可为诊断某些疾病提供依据。

(一) 水和无机盐

血浆中的水分大约占 90%~92%,具有物质运输和调节体温的功能。血浆中含有大量无机盐,包括 Na^+、Ca^{2+}、K^+、Cl^-、HCO_3^- 等。其中含量最多的是 Na^+ 和 Cl^-,主要参与形成血浆晶体渗透压、维持酸碱平衡及神经肌肉的兴奋性。

(二) 血浆蛋白

血浆蛋白是血浆中各种蛋白质的总称。正常成人血浆蛋白的含量约为 65~85g/L,包括白蛋白、球蛋白和纤维蛋白原(表2-1)。

表2-1 正常成人血浆蛋白含量及主要生理功能

血浆蛋白	正常含量(g/L)	主要生理功能
球蛋白(G)	15~30	参与人体免疫
白蛋白(A)	40~48	形成血浆胶体渗透压
纤维蛋白原	2~4	参与生理性止血和凝血

白蛋白与球蛋白比值(A/G)约为 1.5~2.5：1。由于白蛋白主要在肝脏合成,因此肝功能异常可出现 A/G 下降,甚至倒置。

(三) 其他

血浆中还含有非蛋白含氮化合物,主要有尿素、尿酸、肌酸、肌酐、氨基酸等,它们是体内蛋白质的代谢产物,经肾排泄;其中所含的氮称非蛋白氮(NPN),正常值约 14~25mmol/L。临床上测定 NPN 含量有助于了解蛋白质的代谢情况和肾的排泄功能。此外,血浆中还有脂类、葡萄糖、酶、激素等其他物质。

(四) 血浆渗透压

1. 血浆渗透压的形成 血浆渗透压包括晶体渗透压和胶体渗透压。晶体渗透压主要由血浆中的 NaCl 形成;胶体渗透压主要由血浆中的蛋白质形成,主要是白蛋白。

2. 血浆渗透压的生理意义

(1) 血浆晶体渗透压:红细胞膜是一种半透膜,允许水分子自由通透,而对于无机盐如 Na^+ 等可选择性通透。正常状态下,细胞内外的渗透压基本相等,并且血浆的渗透压相对稳定。血浆晶体渗透压对调节红细胞内外水平衡,维持红细胞正常形态和功能具有重要作用。当某些因素使血浆晶体渗透压升高时,会使红细胞因脱水而皱缩;而当血浆晶体渗透压下降时,可使进入红细胞内的水分增加,引起红细胞膨胀,甚至破裂,血红蛋白溢出而溶血。

(2) 血浆胶体渗透压:毛细血管壁不允许血浆蛋白自由通过,而允许水和晶体物质自由通过。因血浆蛋白含量远远多于组织液中蛋白质含量,所以血浆胶体渗透压高于组织液胶体渗透压,因而血浆胶体渗透压能吸引组织液中的水分进入血液,它对调节血管内外水平衡,维持循环血量具有重要作用。当某些因素如肝、肾疾病时,血浆白蛋白减少,血浆胶体渗透压下降,严重时组织液回流减少而形成水肿(图2-2)。

与血浆渗透压相等或相近的溶液称为等渗溶液。高于血浆渗透压的溶液为高渗溶液,低于血浆渗透压的溶液为低渗溶液。高渗溶液会使红细胞皱缩,低渗溶液会使红细胞膨胀甚至溶血致红细胞丧失正常的生理功能,

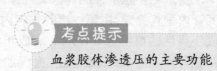

考点提示

血浆胶体渗透压的主要功能

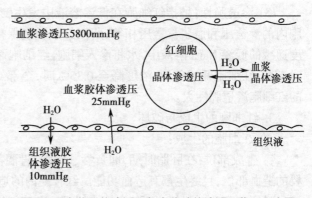

图 2-2 血浆晶体渗透压与血浆胶体渗透压作用示意图

故临床中使用最广泛的是等渗溶液,常用的等渗溶液有 0.9% NaCl 溶液和 5% 葡萄糖溶液(图 2-3)。

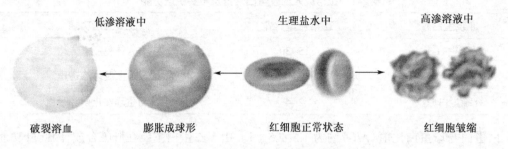

低渗溶液中	生理盐水中	高渗溶液中
破裂溶血 膨胀成球形	红细胞正常状态	红细胞皱缩

图 2-3 红细胞在不同渗透压环境中的形态变化

二、血细胞

(一) 红细胞

1. 红细胞的正常值及功能 红细胞(red blood cell,RBC)是血液中含量最多的血细胞。正常成熟的红细胞无细胞核,呈双凹圆盘形。我国成年男性红细胞的正常值为 $(4.0{\sim}5.5)\times 10^{12}$/L,成年女性为 $(3.5{\sim}5.0)\times 10^{12}$/L。红细胞内含有丰富的血红蛋白,我国成年男性血红蛋白含量约为 120~160g/L,女性约为 110~150g/L。

红细胞的主要功能是运输 O_2 和 CO_2,这种功能是通过血红蛋白来完成的,若红细胞破裂导致血红蛋白溢出,则功能丧失。

2. 红细胞的生理特性

(1) 可塑变形性:是指红细胞在通过口径小于其直径的毛细血管和血窦孔隙时可发生变形,而后又复原的特性。可塑变形性是红细胞生存所需的最重要的特性。正常的双凹圆盘形使红细胞具有较大的表面积与体积之比,这使得红细胞在受到外力时易于发生变形;遗传性球形红细胞增多症患者的红细胞及衰老的红细胞可塑变形性较差。

(2) 悬浮稳定性:是指红细胞能相对稳定地悬浮于血浆中不易下沉的特性。可用红细胞沉降率来衡量悬浮稳定性的高低。红细胞沉降率(ESR)简称血沉,将抗凝血注入有刻度的血沉管内垂直静置,用第一小时末管内血细胞下沉的距离来表示红细胞沉降的速度。正常成年男性的血沉为 0~15mm/h,成年女性为 0~20mm/h(魏氏法)。当患风湿热、活动性肺结核等疾病时,红细胞叠连,血沉加快。测定红细胞沉降率对某些疾病诊断有参考价值。

(3) 渗透脆性:是指红细胞在低渗溶液中发生膨胀破裂的特性。在生理情况下,因红细胞内的渗透压和血浆渗透压相等,所以红细胞能保持正常形态。若将红细胞置于一系列浓度递减的低渗 NaCl 溶液中,水将渗入细胞,红细胞逐渐膨胀。当 NaCl 溶液浓度降至 0.42% 时,部分红细胞开始破裂,浓度降至 0.35% 时,全部红细胞发生破裂。衰老或某些病理状态的红细胞渗透脆性大。

3. 红细胞的生成与破坏

(1) 红细胞的生成:

1) 生成部位:在胚胎时期,卵黄囊、肝、脾、骨髓都有造血功能,而出生后,红骨髓成为主要的造血部位,且终生都有造血功能。红骨髓内的造血干细胞首先分化成红系定向祖细胞,再经过原红细胞、早幼红细胞、中幼红细胞、晚幼红细胞和网织红细胞最终成为成熟的红细胞。红细胞在发育过程中经历了体积由大变小,细胞核从有到无,血红蛋白从无到有并不断增多的过程(图 2-4)。红骨髓破坏可致再生障碍性贫血。

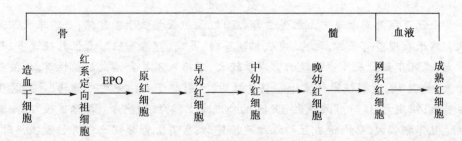

图 2-4　红细胞生成过程示意图

 知识链接

造血干细胞移植

　　造血干细胞具有自我复制和多向分化的能力,主要存在于骨髓、脐带血、外周血中。造血系统损伤和恶性血液病(如再生障碍性贫血、白血病等)可以通过造血干细胞移植进行治疗。骨髓、脐带血和外周血多用于采集造血干细胞。当移植的造血干细胞在患者体内稳定植入后便可重建造血功能,患者的红细胞、白细胞、血小板将逐渐恢复正常。

　　2)生成原料:铁和蛋白质是合成血红蛋白的主要原料。成人每日需铁 20~30mg,绝大部分来自衰老红细胞在体内破坏后,由血红蛋白分解释放出的"内源性铁",小部分来自食物中摄取的"外源性铁",长期缺铁可引起缺铁性贫血。此外,红细胞生成还需要氨基酸、维生素等。因为红细胞可优先利用体内的氨基酸来合成血红蛋白,所以单纯缺乏蛋白质而引起的贫血很罕见。

　　3)成熟因子:叶酸和维生素 B_{12} 是合成 DNA 所需的重要辅酶,能够促进红细胞成熟。因此,缺乏叶酸或维生素 B_{12} 时,DNA 的合成减少,导致成熟障碍,可致巨幼红细胞性贫血。一般情况下,从食物中摄取的叶酸和维生素 B_{12} 能满足红细胞生成的需要。但维生素 B_{12} 的吸收需要胃黏膜分泌的内因子参与,内因子缺乏,会引起维生素 B_{12} 吸收障碍,导致贫血。

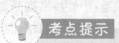 **考点提示**

红细胞生成的成熟因子

　　4)红细胞生成的调节:①促红细胞生成素(EPO)是由肾合成分泌,主要作用是促进骨髓的造血功能。缺氧时促红细胞生成素合成增多,促进红细胞生成,外周血中红细胞数量增加。如正常人从平原进入高原后,因缺氧使促红细胞生成素生成增多,红细胞含量升高;②雄激素可刺激促红细胞生成素的合成,也可直接刺激骨髓而使红细胞生成增多,因此青春期后,男性红细胞数量多于女性。

　　(2)红细胞的破坏:红细胞的平均寿命为 120 天。衰老的红细胞,可塑变形性减弱,而脆性增加。绝大部分因难以通过微小孔隙而易滞留于脾和骨髓中被巨噬细胞所吞噬,小部分在血管中因机械冲击而破损。

贫 血

贫血就是指外周血液中血红蛋白和(或)红细胞数量低于正常值,是临床上常见的症状。临床表现多有头晕、乏力、皮肤黏膜苍白、耳鸣、心悸气短。女性月经过多、妊娠期妇女、哺乳期妇女及儿童对铁的需求量较大,若摄入不足会造成缺铁性贫血;某些化学因素,如X线、放射性同位素等损伤骨髓时,可引起全血细胞生成障碍,导致再生障碍性贫血;维生素B_{12}和叶酸缺乏,DNA的合成减少,幼红细胞分裂增殖减慢,红细胞成熟度低且体积偏大,从而造成巨幼红细胞性贫血;当胃大部分切除或胃黏膜损伤时,机体缺乏内因子,体内产生抗内因子抗体或回肠被切除,均会引起维生素B_{12}吸收障碍而导致巨幼红细胞性贫血;严重肾脏疾病会因促红细胞生成素减少而出现肾性贫血。

(二) 白细胞

1. 白细胞的正常值及分类

正常成人白细胞(white blood cell,WBC)总数为$(4.0\sim10.0)\times10^9/L$。根据白细胞胞浆内有无特殊颗粒及特性不同,可分为中性粒细胞、嗜酸性粒细胞、嗜碱性粒细胞、单核细胞和淋巴细胞五类(表2-2)。

表2-2 白细胞分类及主要生理功能

白细胞种类	百分比(%)	主要生理功能
中性粒细胞	50~70	吞噬细菌,特别是化脓性细菌
嗜酸性粒细胞	0.5~5	抗过敏、抗寄生虫
嗜碱性粒细胞	0~1	参与过敏反应
淋巴细胞	20~40	参与细胞和体液免疫
单核细胞	3~8	吞噬病原微生物、衰老死亡的细胞、杀伤肿瘤细胞

2. 白细胞的生理功能

(1) 中性粒细胞:中性粒细胞是血液中主要的吞噬细胞,有很强的变形能力和吞噬能力,它处于机体抵御病原微生物特别是化脓性细菌入侵的第一线。当细菌入侵时,中性粒细胞在炎症区域产生的趋化

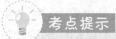

考点提示

白细胞的分类与功能

性物质作用下,自毛细血管渗出而被吸引到病变处发挥吞噬功能。由于炎症产物的作用,可使骨髓内储存的中性粒细胞大量释放而使外周血液的中性粒细胞数目显著增高,有利于更多的中性粒细胞进入炎症区域。中性粒细胞吞噬数个细菌后,会自我解体,释放出各种溶酶体酶,进而溶解周围组织形成脓液,此时,死亡的中性粒细胞称为脓细胞。因此,当机体有细菌感染,特别是急性化脓性细菌感染时,外周血中白细胞明显升高,以中性粒细胞为主。

(2) 嗜酸性粒细胞:嗜酸性粒细胞既能限制嗜碱性粒细胞和肥大细胞在过敏反应中的作用,又能参与对蠕虫的免疫反应。当机体发生过敏反应或寄生虫感染时,嗜酸性粒细胞常增多。

(3) 嗜碱性粒细胞:嗜碱性粒细胞中的颗粒能释放肝素、组胺、过敏性慢反应物质。肝素有抗凝血作用,组胺和过敏性慢反应物质可使小血管扩张,毛细血管和微静脉的通透性升

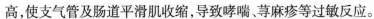

高,使支气管及肠道平滑肌收缩,导致哮喘、荨麻疹等过敏反应。

(4) 单核细胞:单核细胞仅在血液中停留 2~3 天,之后进入组织转变为巨噬细胞,其吞噬能力也大大增强,可吞噬病原微生物,清除衰老损伤的红细胞、血小板,并能识别和杀伤肿瘤细胞。

(5) 淋巴细胞:可分为 T 淋巴细胞和 B 淋巴细胞两类。T 淋巴细胞主要参与细胞免疫,B 淋巴细胞主要参与体液免疫。

 知识链接

白细胞——人体的卫士

当人体受到细菌、寄生虫等有害因素攻击时,白细胞就会大量生成。其中中性粒细胞可以吞噬细菌,特别是化脓性细菌,牺牲自己,保护人体;嗜酸性粒细胞可抗过敏、抗寄生虫;嗜碱性粒细胞可参与过敏反应;淋巴细胞参与细胞和体液免疫;单核细胞吞噬病原微生物、衰老死亡的细胞、杀伤肿瘤细胞。白细胞是名符其实的"人体卫士"。

(三) 血小板

血小板(platelet)是由巨核细胞脱落的具有生物活性的小块胞质。正常成人血小板数量为 $(100\sim300) \times 10^9/L$。妇女月经期血小板减少,剧烈运动后和妊娠中晚期升高,尤其当机体受到较大损伤时,血小板会增多。

1. 血小板的生理特性

(1) 黏附:当血管损伤,其内膜下的胶原组织暴露时,血小板便黏附上去,启动生理性止血。

(2) 聚集:血小板黏附到血管壁后,彼此聚合在一起称为聚集。

(3) 释放:血小板受刺激后,将其颗粒中的 ADP、5- 羟色胺、儿茶酚胺等活性物质释放出来。ADP 可使血小板聚集,形成血小板血栓,堵塞创口;5- 羟色胺、儿茶酚胺可使小动脉收缩,利于止血。

(4) 吸附:血小板能吸附许多凝血因子,当血管破损时,可使受损局部的凝血因子浓度明显升高,促进凝血。

(5) 收缩:血小板内的收缩蛋白可发生收缩,使血凝块缩小变硬,牢固地封堵血管破口。

2. 血小板的功能

(1) 维持毛细血管内皮的完整性:正常情况下,血小板能填补血管内皮脱落所留下的孔隙,并可融入毛细血管内皮细胞,起到修复内皮的作用。当血小板减少到 $50 \times 10^9/L$ 以下时,毛细血管通透性增加,皮肤和黏膜下易出现瘀点或瘀斑,称为血小板减少性紫癜。

(2) 参与生理性止血和凝血:生理情况下,因小血管损伤引起的出血,数分钟后可自行停止,此种现象称为生理性止血。此过程可分为血管收缩、血小板血栓形成和血液凝固三个过程。小血管损伤后,最先是受损的血管收缩以缩小创口,减少出血;接下来血小板黏附聚集在破损处,形成松软的止血栓起到初步止血的作用;同时,血小板可吸附大量的凝血因子启动和促进凝血,形成牢固的止血栓,达到有效止血的目的。这三个过程相继发生并相互重叠,彼此密切相关。因此,生理性止血是多种因子和机制相互作用、维持精确平衡的结果。临床上常用小针刺破耳垂或指尖,使血液自然流出,然后测定出血持续的时间,这段时间称为出血时间,正常人出血时间为 1~3 分钟。出血时间的长短可反映生理性止血功能的状态。

特发性血小板减少性紫癜

特发性血小板减少性紫癜是因血小板免疫性破坏,导致外周血中血小板减少的出血性疾病。临床表现以皮肤黏膜及内脏出血,血小板减少,骨髓巨核细胞发育成熟障碍为主。该病分急性型和慢性型两种。急性型多见于儿童,发病多与病毒感染有关,起病急,发热、恶寒、广泛皮肤黏膜紫癜,血小板常低于 $20 \times 10^9/L$。慢性型多见于青年女性,起病隐匿,症状较轻,以反复出血多见。外周血涂片可见巨大和畸形血小板。

第三节 血液凝固与纤维蛋白溶解

公司职员小田。从 3 岁起间断出现皮肤、黏膜、牙龈自发性出血,近日出现便血来院就诊。经各项检查确诊为血友病 A。

请问:1. 血友病是缺乏哪种凝血因子造成的?

2. 血液凝固的基本过程是什么?

一、血液凝固

血液凝固(blood coagulation)是指血液由流动的液态变成不能流动的凝胶状态的过程。此过程包含了一系列酶促反应,其实质是血浆中可溶性的纤维蛋白原转变成不溶性的纤维蛋白并相互交织成网,将血细胞网罗其中而形成血凝块。血液凝固 1~2 小时后,血凝块回缩,析出淡黄色的液体,称为血清。血清与血浆的区别主要在于血清中不含纤维蛋白原。

(一)凝血因子

凝血因子是指血浆和组织中直接参与血液凝固的物质。依据发现的先后顺序,用罗马数字编号(表 2-3),已按国际命名法命名的有 12 种,即凝血因子 I ~ XIII。凝血因子具有以下特点:①只有因子 III 存在于组织中,其余均存在于血浆中;②除因子 IV 是 Ca^{2+} 外,其余均为蛋白质;③绝大部分凝血因子以无活性的酶原形式存在,必须激活才有活性,被激活后,在其右下角标"a"。多数因子在肝脏合成,其中因子 II、VII、IX、X 的生成需维生素 K 的参与,因此肝功能损害或维生素 K 缺乏可出现凝血功能障碍。

表 2-3 按国际命名法编号的凝血因子

编号	同义名	编号	同义名
I	纤维蛋白原	VIII	抗血友病因子
II	凝血酶原	IX	血浆凝血活酶
III	组织因子	X	斯图亚特因子
IV	Ca^{2+}	XI	血浆凝血活酶前质
V	前加速素	XII	接触因子
VII	前转变素	XIII	纤维蛋白稳定因子

(二)凝血过程

凝血过程是凝血因子按一定顺序相继激活,最终使纤维蛋白原转变成纤维蛋白的过程。凝血过程包括凝血酶原激活物的形成、凝血酶的形成和纤维蛋白的形成三个基本步骤(图2-5)。

1. 凝血酶原激活物的形成 根据凝血因子的来源不同,将凝血过程分为内源性和外源性两种。内源性凝血途径是指参与凝血的因子全部来源于血浆,而外源性凝血途径是指参与凝血的因子除来源于血浆外,还来源于组织。

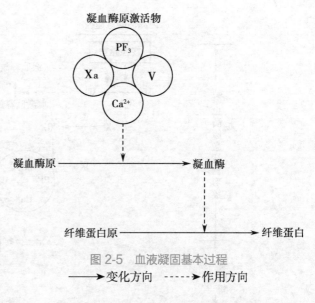

图 2-5 血液凝固基本过程
——> 变化方向 - - - ->作用方向

(1)内源性凝血途径:其启动因子是Ⅻ。当血管内膜损伤,其内膜下的胶原纤维或带负电荷的异物表面与血液接触时,Ⅻ结合到异物表面,并立即被激活成Ⅻa。Ⅻa可激活前激肽释放酶而生成激肽释放酶,激肽释放酶可激活Ⅻ,这是一种正反馈。Ⅻa可激活Ⅺ;Ⅺa在 Ca^{2+} 存在的情况下可激活Ⅸ生成Ⅸa;Ⅸa在 Ca^{2+} 的作用下与Ⅷ在活化的血小板提供的膜磷脂表面结合成复合物,进而激活Ⅹ生成Ⅹa。此过程中,Ⅷ可使Ⅸa对Ⅹ的激活速度提高 20 万倍。

(2)外源性凝血途径:其启动因子是Ⅲ。血管损伤时,血浆中的Ⅶ和 Ca^{2+} 与组织中的因子Ⅲ形成复合物,进而激活Ⅹ为Ⅹa。

两条途径中的某些凝血因子可以相互激活,密切联系。由内源性和外源性凝血途径所生成的Ⅹa,在 Ca^{2+} 存在的情况下可与Ⅴa在血小板磷脂膜表面形成复合物,即凝血酶原激活物。

2. 凝血酶的形成 凝血酶原可被凝血酶原激活物激活生成凝血酶。

3. 纤维蛋白的形成 凝血酶可催化血浆中的纤维蛋白原,使其分解为纤维蛋白单体。同时,ⅩⅢ可被 Ca^{2+} 激活成为ⅩⅢa,ⅩⅢa可进一步使纤维蛋白单体转变为结实的纤维蛋白多聚体(图2-6)。

总之,凝血过程是由多种凝血因子共同参与的一系列复杂的酶促反应,是一种典型的正反馈过程。 Ca^{2+} 在多个凝血环节中起促进作用,若去除 Ca^{2+} 会导致凝血障碍。

 知识链接

血 友 病

血友病是一组遗传性凝血因子Ⅷ或因子Ⅸ缺乏引起的出血性疾病,主要病理变化是凝血过程的第一阶段生成障碍,分为 A、B 两型,以血友病 A 最常见。出血是本病的主要临床表现,患者终身有自发出血倾向,轻者发病较晚,重者可在出生后即发病。血友病 A、B 治疗相似,常采用替代疗法,选用新鲜血浆、凝血酶原复合物、冷沉淀物、新鲜冰冻血浆或因子Ⅷ浓缩物等。预防损伤是防止出血的重要措施,一旦由外伤或其他原因引起出血,要及时处置。

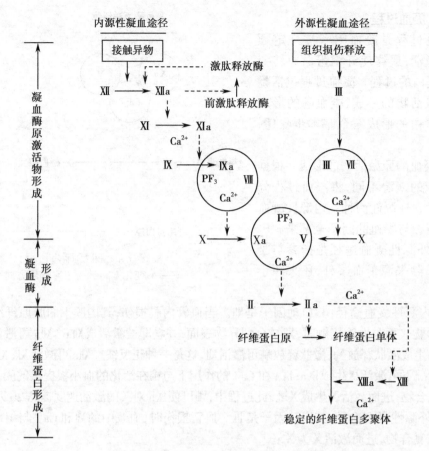

图 2-6 血液凝固过程示意图

——→ 变化方向　　------→ 催化作用

（三）抗凝系统

正常情况下,血液不会在血管内凝固,主要是由于血液中还存在一些重要的抗凝物质,如抗凝血酶Ⅲ、肝素等,这些抗凝物质使血液能够保持流体状态。

1. 抗凝血酶Ⅲ　主要由肝细胞和血管内皮细胞合成,它能与凝血酶结合形成复合物使其失活,还能封闭Ⅶ、Ⅸ、Ⅹ、Ⅺ、Ⅻ的活性中心使其失活,从而发挥抗凝作用。抗凝血酶Ⅲ与肝素结合后,其抗凝作用会大大增强。

2. 肝素　肝素是由肥大细胞和嗜碱性粒细胞产生,主要分布在肺、肝、肌肉等组织,与抗凝血酶Ⅲ结合并增强其抗凝作用。目前,肝素已广泛用于体内外抗凝。

（四）促凝与抗凝

外科手术时常用温热生理盐水纱布进行止血,而降低温度和增加异物表面的光滑度可延缓凝血过程;草酸钠、草酸铵和枸橼酸钠因可与 Ca^{2+} 结合而除去血浆中的 Ca^{2+} 以发挥抗凝作用,常作为体外抗凝剂;维生素 K 拮抗剂华法令因可抑制Ⅱ、Ⅶ、Ⅸ、Ⅹ等因子的合成,在体内也有抗凝作用。

二、纤维蛋白溶解

纤维蛋白溶解是指纤维蛋白在纤维蛋白溶解酶的作用下,被溶解液化的过程,简称纤溶。纤溶的主要功能是溶解生理性止血过程中产生的局部凝血块,防止血栓形成而维持血液通畅。纤溶系统主要由纤溶酶原、纤溶酶、纤溶酶原激活物及纤溶抑制物四部分组成。纤溶的基本过程分为纤溶酶原的激活和纤维蛋白的降解两个阶段(图 2-7)。

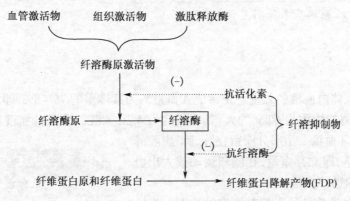

图 2-7 纤维蛋白溶解过程示意图
(–)表示抑制

(一) 纤溶酶原的激活

纤溶酶原必须被纤溶酶原激活物激活才具有活性。纤溶酶原激活物包括:①血管激活物,是由血管内皮细胞合成和释放的;②激肽释放酶,由因子ⅩⅡ激活;③组织型纤溶酶原激活物,存在于多种组织中,尤以子宫、前列腺、甲状腺和肺等组织含量丰富,因此这些部位术后易发生渗血,月经血因含这类激活物而不凝固。组织激活物的作用是在血管外进行纤溶,以利于组织修复和创伤愈合。肾合成并释放的尿激酶是一种活性很强的组织激活物,可阻止肾小管中纤维蛋白沉淀,已广泛应用于临床溶栓。

(二) 纤维蛋白的降解

纤溶酶可降解纤维蛋白和纤维蛋白原,使其分解成可溶性小肽,称为纤维蛋白溶解产物,进而使血凝块液化,并防止再凝固。

(三) 纤溶抑制物

包括抗纤溶酶和纤溶酶原激活物抑制物两类,可抑制纤维蛋白溶解。抗纤溶酶能与纤溶酶结合形成复合物,使纤溶酶失活;纤溶酶原激活物抑制物能与组织激活物竞争,抑制纤溶酶原的激活。它们共同的作用是保证血栓形成部位既有适度的纤溶过程,又不至引起全身性纤溶亢进,以维持凝血和纤溶之间的动态平衡。

凝血和纤溶是既对立又统一的两个系统,它们之间保持动态平衡。使机体在出血时既能有效止血,又可防止凝血过度引起血管堵塞。若凝血过强或纤溶过弱则会发生血栓,反之,就会有出血倾向。

第四节 血量、血型与输血

案例

登山爱好者小张,因在登山途中不慎跌下山坡,急诊入院。小张面色苍白,呼吸急促,脉搏细速,四肢湿冷,血压70/50mmHg。初步诊断为脾破裂,失血性休克。经输血和手术治疗,血压90/60mmHg,面色红润,四肢温暖。

　　请问:1. 若该患者体重为50kg,据临床表现推测其失血量大概有多少?

　　　　　2. 输血的基本原则是什么?

一、血量

血量是指人体内血液的总量。正常成人血量约为其体重的7%~8%,即每千克体重约有70~80ml血液,例如体重为60kg的人,其血量约为4.2L~4.8L。大部分血液在心血管系统内循环流动,即循环血量。小部分滞留在肝、脾、腹腔静脉和皮下静脉丛,即贮存血量,在剧烈运动或大出血时可及时补充给循环血量。

考点提示

正常成人血量

正常人的血量总是处于相对恒定的状态。当机体少量失血,即一次失血量少于机体总血量的10%时,通过各种代偿机制,可使血量和血液成分较快恢复,不会对机体健康造成影响。若一次失血量达机体总血量的20%时,将会出现血压下降、脉搏加快、四肢冰冷、眩晕、乏力等症状;若一次失血量达机体总血量的30%以上时,可发生休克,如不及时抢救将危及生命。

二、血型与输血

血型(blood group)是指血细胞膜上特异性抗原的类型。血型鉴别不仅可用于输血,还可应用于组织器官移植等多领域。国际输血协会认可的血型系统有23个,一般所说的血型是指红细胞血型,其中因ABO血型系统和Rh血型系统与临床关系密切而更为重要。

知识链接

ABO血型的发现

1900年,奥地利免疫学家Karl Landsteinery用自己和几位朋友的血液进行大胆实验。首先将红细胞和血清分离,接着互相混合,结果有的发生了凝集,有的没有凝集。他提出了人类的第一个血型系统—ABO血型系统。ABO血型的发现具有里程碑的意义,为临床安全输血,抢救生命做出了巨大贡献。Karl Landsteinery也获得了诺贝尔奖,被誉为"血型之父"。

(一) ABO血型系统

1. **分型依据**　根据红细胞膜上有无特异性凝集原及其种类不同进行分型。人类的红细胞膜上存在A和B两种凝集原。红细胞膜上只含有A凝集原者为A型血,只含B凝集原者为B型血,同时含有A、B两种凝集原者为AB型血,不含A、B凝集原者为O型血(表2-4)。在人类血清中含有与

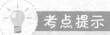

考点提示

血型

上述凝集原相对应的凝集素,分别为抗A凝集素和抗B凝集素。当红细胞膜上凝集原与其所对应的凝集素相遇时将发生红细胞凝集反应,即红细胞被凝集素凝集成一簇簇不规则的

细胞团的现象,其实质是一种抗原-抗体反应。一旦发生凝集反应,凝集成簇的红细胞会堵塞毛细血管,在补体参与下,红细胞破裂而致溶血。

表2-4 ABO血型系统的分型

血型	红细胞膜上的凝集原	血清中的凝集素
A	A	抗B
B	B	抗A
AB	A 和 B	无
O	无A,无B	抗A和抗B

临床上 ABO 血型的鉴定方法是用已知的 A 型标准血清和 B 型标准血清分别与被检测者的红细胞悬液混合,根据是否发生凝集反应,判定被检测者红细胞膜上所含的凝集原,再根据所含凝集原确定血型。

 知识链接

人类ABO血型系统的亚型

人类 ABO 血型系统有多个亚型,其中与临床最密切的是 A 型中的 A_1 和 A_2 两个亚型。A_1 亚型红细胞膜上含 A 和 A_1 凝集原,血清中只含抗B;A_2 亚型红细胞膜上只含 A 凝集原,但血清中既含抗 A_1 又含抗 B。同时抗 A_1 是 B 型血和 O 型血血清中的正常成分,即在这两种血清中除有抗 A 外,还有抗 A_1。由于 A_1、A_2 亚型的存在 AB 型也就出现了 A_1B 和 A_2B 两个亚型。鉴定血型时应注意亚型的干扰。

2. 交叉配血试验 该试验分为主侧和次侧,主侧是指将供血者的红细胞与受血者的血清进行混合;次侧是指将受血者的红细胞与供血者的血清进行混合(图2-8)。

(1)配血相合:主侧、次侧都没有发生凝集反应,可以进行输血。

(2)配血不合:主侧发生凝集反应,不论次侧凝集与否,均不能输血。

(3)配血基本相合:主侧不发生凝集反应,次侧发生凝集反应。此种情况可见于将 O 型血输给其他血型的受血者或 AB 型受血者接受其他血型的血液。由于输血时首先应考虑供血者的红细胞不被受血者血清所凝集,所以缺乏同型血源的紧急情况下可输入配血基本相合的血液,但血量不超过 200ml,输血速度不宜太快,并在输血过程中应密切观察受血者的情况,如发生输血反应,必须立即终止输血。

3. 输血原则 输血的基本原则是保证供血者血细胞膜上的凝集原不与受血者血浆中的凝集素发生凝集反应(图2-9),首选同型输血。输血前要做交叉配

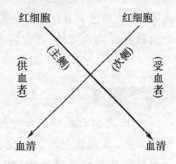
图 2-8 交叉配血试验示意图

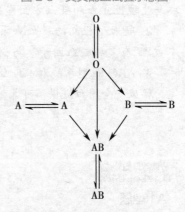
图 2-9 ABO 血型之间输血关系示意图

血试验。

(二) Rh 血型系统

1. **Rh 血型系统的分型**　Rh 血型系统是红细胞血型中最复杂的一个系统,包括多种 Rh 凝集原,其中与临床关系密切的是 C、c、D、E、e 五种。以 D 凝集原的抗原性最强。通常将红细胞膜上含有 D 凝集原者称为 Rh 阳性,而红细胞膜上无 D 凝集原者称为 Rh 阴性。

2. **Rh 血型系统的临床意义**　我国汉族和其他大部分民族的人群中,Rh 阳性者约占 99%,Rh 阴性者只占 1% 左右。在有些少数民族中,Rh 阴性者较多,如塔塔尔族约为 15.8%,苗族约为 12.3%,布依族和乌孜别克族约为 8.7%。

Rh 血型系统在临床上对两种情况具有重要意义:一方面,人类的血清中不存在抗 Rh 的天然凝集素,只有当 Rh 阴性者在接受 Rh 阳性的血液后,才会通过体液性免疫产生抗 Rh 的凝集素,因此,Rh 阴性受血者在第一次接受 Rh 阳性血液后,其体内会产生抗 Rh 的凝集素;当再次输入 Rh 阳性的血液时,即可发生凝集反应。另一方面,当 Rh 阴性的孕妇怀有 Rh 阳性的胎儿时,Rh 阳性胎儿的少量红细胞或 D 凝集原可进入母体,使母体产生 D 凝集素,若第二次仍孕育 Rh 阳性胎儿,母体内的 D 凝集素可进入胎儿体内而引起新生儿溶血。

 知识链接

合 理 输 血

　　输血作为现代医学的一项重要治疗手段,对于疾病治疗和抢救生命有不可替代的作用。节约、安全、高效、便捷已经成为输血的基本要求。输血已经从原来单纯的输全血发展为成分输血,即把血液中的各种有效成分,如粒细胞、红细胞、血小板和血浆分别制成高浓度或高纯度的血液制品再行输血。成分输血的优点主要有:①能充分利用血液,节约血资源;②制品中有效成分的浓度和纯度较高,可提高疗效;③更安全,可降低血源性疾病的传播,减少输血不良反应;④较全血稳定,便于保存。

 本章小结

　　1. 血液由血浆和血细胞组成;血浆渗透压在维持细胞内外和血管内外水平衡中起重要作用;血细胞包括红细胞、白细胞和血小板,红细胞的主要作用是运输 O_2 和 CO_2;白细胞能吞噬病原微生物,对人体起到保护作用;血小板在维持毛细血管内皮完整性、参与生理性止血和凝血方面发挥重要作用。

　　2. 凝血过程包括凝血酶原激活物的形成、凝血酶的形成和纤维蛋白的形成三个基本步骤,有多种凝血因子参与;体内重要的抗凝物质有抗凝血酶Ⅲ和肝素。

　　3. ABO 血型系统和 Rh 血型系统是与临床联系最为密切的血型系统,其分型和鉴定为临床安全用血提供了可靠依据,为保证输血安全,在输血前必须进行交叉配血试验。

(王化龙)

 目标测试

A1 型题

1. 血细胞比容是指

    A. 血细胞与血清容积之比   B. 血细胞与血管容积之比

    C. 血细胞与血浆容积之比   D. 血细胞在血液中所占重量百分比

    E. 血细胞在血液中所占容积百分比

2. 红细胞的主要功能是

    A. 维持温度   B. 运输激素   C. 运输 O_2 和 CO_2

    D. 提供铁   E. 提供营养

3. 红细胞叠连会导致

    A. 溶血   B. 血沉减慢   C. 红细胞凝集

    D. 血液凝固   E. 血沉加快

4. 调节细胞内外水平衡的主要因素是

    A. 血浆胶体渗透压   B. 血浆总渗透压   C. 组织液静水压

    D. 血浆晶体渗透压   E. 组织液胶体渗透压

5. 血清和血浆最主要的区别是

    A. 血清中含有大量的白蛋白

    B. 血清中缺乏球蛋白

    C. 血浆中缺乏纤维蛋白原

    D. 血浆中缺乏某些凝血因子

    E. 血清中缺乏纤维蛋白原和某些凝血因子

6. 血浆中最主要的抗凝物质是

    A. 血小板因子 PF_4 B. 纤维蛋白稳定因子   C. 磷脂

    D. 纤溶酶抑制物   E. 抗凝血酶Ⅲ和肝素

7. 输血时主要应考虑献血者的

    A. 红细胞不被受血者的血清所凝固

    B. 红细胞不被受血者的血清所凝集

    C. 红细胞不发生叠连

    D. 血清不被受血者的血清所凝集

    E. 血清不被受血者的血清所凝固

8. 血液凝固的基本过程是

    A. 凝血酶形成→凝血酶原激活物的形成→纤维蛋白的形成

    B. 凝血酶原激活物的形成→凝血酶形成→纤维蛋白的形成

    C. 凝血酶原形成→凝血酶形成→纤维蛋白的形成

    D. 凝血酶原激活物的形成→凝血酶原形成→纤维蛋白的形成

    E. 凝血酶原复合物的形成→凝血酶形成→纤维蛋白的形成

9. 缺乏哪种维生素可致凝血时间延长

    A. 维生素 A   B. 维生素 C   C. 维生素 K

    D. 维生素 B_6 E. 维生素 B_{12}

10. 某人的血清中有抗 A 凝集素,则其红细胞膜上一定

    A. 含 A 凝集原   B. 含 B 凝集原   C. 不含 B 凝集原

    D. 不含 A 凝集原   E. 不含 A 凝集原和 B 凝集原

11. 内源性和外源性凝血途径的主要区别是

A. 内源性凝血途径只需血浆中的凝血因子,外源性凝血途径还需组织因子
B. 内源性凝血途径发生在体内,外源性凝血途径发生在体外
C. 内源性凝血途径只需体内因子,外源性凝血途径还需外加因子
D. 内源性凝血途径发生在血管内,外源性凝血途径发生在血管外
E. 激活因子Ⅸ的途径不同

A2 型题

12. 患者,男性,24 岁,因醉酒露宿街头,并被雨淋,第二天出现高热,T 40.2℃,寒战,气急,咳嗽,咳铁锈色痰。X 线胸片示大叶性肺炎,血常规检查,明显增加的血细胞是
A. T 淋巴细胞　　　　　B. 单核细胞　　　　　C. 嗜酸性粒细胞
D. 中性粒细胞　　　　　E. 嗜碱性粒细胞

13. 患者,男性,53 岁,肝硬化晚期,检查肝功能,白蛋白与球蛋白比例倒置,其血浆渗透压主要变化是
A. 血浆晶体渗透压升高　　　　　B. 血浆胶体渗透压升高
C. 血浆渗透压正常　　　　　　　D. 血浆胶体渗透压降低
E. 血浆晶体渗透压降低

A3 型题

患者,男性,29 岁。不幸从山坡滑落,急诊入院。查体:患者面色苍白,呼吸急促,脉搏细速,四肢湿冷,血压 68/55mmHg。超声显示脾破裂,诊断为脾破裂,失血性休克,需急诊手术。

14. 该患者体重 70 千克,估计其失血量大约有多少
A. 0.2L　　　　　B. 0.4L　　　　　C. 1L
D. 2L　　　　　　E. 6L

15. 该患者术前除鉴定血型外,还需进行交叉配血试验,下列哪种结果最适合输血
A. 主侧、次侧都凝集　　　　　B. 主侧、次侧都不凝集
C. 主侧凝集,次侧不凝集　　　D. 主侧不凝集,次侧凝集
E. 以上都适合

B1 型题

(16~17 题共用备选答案)
A. 溶血性贫血　　　B. 巨幼红细胞性贫血　　　C. 营养性贫血
D. 缺铁性贫血　　　E. 再生障碍性贫血

16. 叶酸和维生素 B_{12} 缺乏会导致
17. 骨髓遭受 X 线损伤会导致

(18~20 题共用备选答案)
A. 水　　　　　B. 球蛋白　　　　　C. 白蛋白
D. 纤维蛋白原　　E. 氨基酸

18. 有免疫功能的物质是
19. 参与血液凝固的物质是
20. 主要参与形成血浆胶体渗透压的是

第三章　血液循环

　　血液循环(blood circulation)是指血液在心血管系统内按照一定方向循环流动。血液循环的动力来源于心脏的跳动;血管则是血液循环的管道,并起着分配血液、调节器官血流量、实现物质交换的作用。血液循环的基本功能是完成体内各种物质的运输和交换,满足机体代谢的需要,维持机体内环境的稳定,保证生命活动的正常进行。一旦心脏停止跳动,血液循环则停止,生命也就结束。

第一节　心脏生理

案例

　　小丽是一名中职卫校影像专业的一年级新生。军训时常常感到心脏跳动得很快,气喘、头晕,脸色苍白。休息一会儿后,心脏跳动就慢慢恢复正常,气也不喘了,头晕也缓解了,脸色也红润了。同学们都说小丽是心脏有问题,建议小丽平时要多锻炼才行。

　　请问:1. 小丽运动后的表现是正常现象吗?
　　　　　2. 心脏活动是受什么因素调节的?

　　正常情况下心脏能自主地有节律地跳动,这与组成心脏的心肌细胞及其生物电特点有密切的关系。

一、心肌的生物电现象

　　组成心脏的心肌细胞有两类,一类是具有收缩舒张功能的工作细胞,包括心室肌和心房肌;另一类是特殊分化的心肌细胞,也称自律细胞,自律细胞没有收缩舒张功能,但具有自动产生并传导兴奋的功能,包括窦房结、房室交界区、房室束、左右束支及浦肯野纤维,即心脏特殊传导系统。

（一）工作细胞的跨膜电位特点

1. 静息电位　工作细胞静息电位约为 -90mV，主要是由 K^+ 外流产生的。

2. 动作电位　工作细胞的动作电位过程分为 0 期、1 期、2 期、3 期、4 期五个时期，特点是 2 期复极化过程缓慢，称为平台期（图 3-1）。

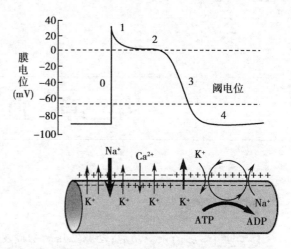

图 3-1　心室肌细胞的动作电位与离子转运

1）0 期（去极化期）：此期膜内电位从 -90mV 迅速上升到 +30 mV，历时 1~2ms，其形成主要是由 Na^+ 内流产生。

2）1 期（快速复极初期）：此期膜内电位从 +30mV 迅速下降到 0mV，历时约 10ms，其形成主要是由 K^+ 快速外流产生。

3）2 期（平台期或缓慢复极期）：此期膜内电位基本停滞在 0mV 左右，历时约 100~150ms。此期膜上慢 Ca^{2+} 通道开放，Ca^{2+} 缓慢持久的内流抵消少量的 K^+ 外流，导致膜电位稳定在 0mV 左右而形成平台期。这个特点是工作细胞复极缓慢、动作电位过程持续时间长的主要原因，也是心肌区别于骨骼肌、神经纤维动作电位的特征。

4）3 期（快速复极末期）：此期膜内电位从 0mV 迅速下降到 -90mV，历时约 100~150ms，其形成主要是因为 Ca^{2+} 内流停止，K^+ 又快速外流而产生。

5）4 期（静息期）：此期膜内电位基本稳定在 -90mV，此时膜上的"离子泵"激活，将在动作电位过程中进入膜内的 Na^+、Ca^{2+} 泵出膜外，同时将外流的 K^+ 摄回膜内，以恢复膜内外离子的正常分布，保持细胞的正常兴奋性。

（二）自律细胞的跨膜电位特点

自律细胞与工作细胞相比，其特点在于动作电位的 4 期膜电位不同。自律细胞动作电位的 4 期膜电位不稳定，在复极达到最大复极电位时，膜电位即开始自动缓慢去极化，当去极化达到阈电位水平时，即产生一次新的动作电位，称为 4 期自动去极化。4 期自动去极化是自律细胞形成自动节律性的基础（图 3-2），主要是自律细胞的细胞膜上存在特定的"离子内漏"引起的。

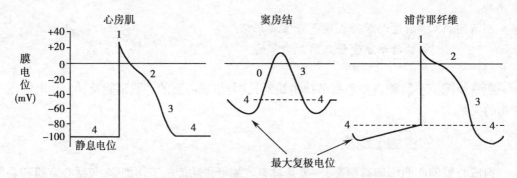

图 3-2　心房肌、窦房结和浦肯野纤维的膜电位波形比较

二、心肌的生理特性

心肌的生理特性包括自动节律性、兴奋性、传导性和收缩性。

(一) 自动节律性

1. 自动节律性　是指在没有外来刺激的情况下,心肌能自动产生节律性兴奋的能力或特性,简称自律性。自律性形成的基础是自律细胞的 4 期自动去极化,由于不同部位自律细胞 4 期自动去极化速度不同,其自律性高低亦不同。一般情况下,窦房结的自律性最高,约 100 次 / 分;房室交界区次之,约 50 次 / 分;浦肯野纤维最低,约 25 次 / 分。

2. 心脏的起搏点　正常心脏的跳动受窦房结控制,窦房结是心脏活动的正常起搏点。窦房结控制的心跳节律为窦性心律,其他部位的自律细胞在正常情况下仅起兴奋传导作用,而不表现出自身节律性,称为潜在起搏点。当正常起搏点或传导发生障碍时,潜在起搏点的自律性就表现出来,称为异位起搏点。由异位起搏点控制的心跳节律称为异位心律。

(二) 传导性

1. 心肌传导性　是指心肌细胞具有传导兴奋的能力,其传导兴奋的机制与神经纤维相同。

2. 兴奋传导特点　兴奋从窦房结发出后,首先直接通过心房肌迅速传至左、右两个心房,使心房产生同步兴奋和收缩。同时兴奋沿着由一些心房肌小束组成的优势传导通路迅速传到房室交界,而房室交界区传导兴奋的速度较慢,兴奋通过房室交界需要时间较长(0.1s),这种现象称为房 - 室延搁。其重要的生理意义在于保证房室交替收缩,即心室的收缩总是发生在心房收缩完毕之后,有利于心室的充盈和射血。当兴奋通过房室交界区后,则经房室束和左右束支及浦肯野纤维迅速传到心室肌,使左右两心室产生同步兴奋和收缩(图 3-3)。

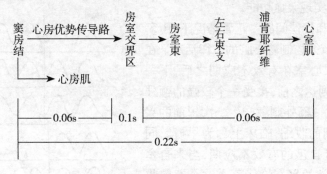

图 3-3　心脏兴奋传导途径

(三) 兴奋性

兴奋性是指心肌细胞具有接受刺激产生兴奋的能力或特性。

1. 心肌兴奋性的周期性变化　心肌细胞在发生一次兴奋过程中,其兴奋性变化可分为以下三个时期(图 3-4)。现以心室肌为例来说明。

(1) 有效不应期:从 0 期去极化开始,一直到 3 期膜内电位复极化达 -60mV 的这段时间内,无论给予心细胞何种强大的刺激均不能使其再产生动作电位,称为有效不应期。

(2) 相对不应期:膜内电位复极化从 -60mV 至 -80mV 的这段时间内,给予心肌细胞阈上刺激可使其产生动作电位,称为相对不应期。此时心肌细胞的兴奋性正在逐渐恢复,但仍低于正常。

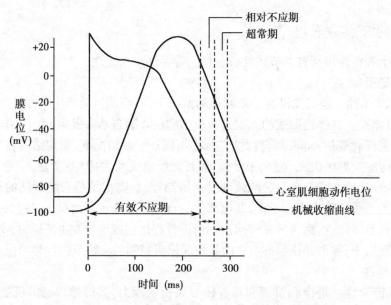

图 3-4　心室肌兴奋的周期变化及其与机械收缩的关系

（3）超常期：膜内电位复极化从 –80mV 至 –90mV 的这段时间内,由于此时心肌细胞膜的电位水平接近阈电位,给予心肌细胞阈下刺激就可引发动作电位,称为超常期。此期心肌的兴奋性高于正常。

心肌细胞兴奋性周期变化的特点是有效不应期特别长,占据了整个收缩期和舒张早期。这一特点使心肌不会像骨骼肌那样发生强直收缩,从而保持了收缩与舒张有序进行,保证心脏的充盈和射血,实现泵血功能。

2. 期前收缩和代偿间歇　正常情况下,由窦房结传来的兴奋节律控制着心脏的节律活动。在异常情况下,如果心室在有效不应期之后,下一次窦房结的兴奋到达之前,接受一个较强的额外刺激,心室可对这一额外刺激产生一次提前的兴奋和收缩,称为期前收缩,临床上称为早搏。同时,期前收缩也有自己的有效不应期,当来自窦房结的下一次正常的兴奋恰好落在这个期前收缩的有效不应期内时,则不能引起心室的兴奋和收缩,造成一次正常的窦性节律的脱失,因此,心室在一次期前收缩之后,会出现一段较长的舒张期,称为代偿间歇（图 3-5）。

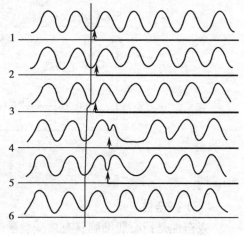

图 3-5　期前收缩与代偿间歇

（四）收缩性

心肌细胞的收缩机制与骨骼肌基本相同,但心肌因其生物电和结构的特点使其收缩具有其自身的特点。

1. 不发生强直收缩　由于心肌细胞动作电位复极缓慢导致有效不应期特别长,此期内心肌细胞对任何刺激都不产生动作电位和收缩,故不能像骨骼肌那样发生强直收缩。

2. "全或无"式收缩　由于心肌细胞之间借闰盘相连,兴奋可通过闰盘迅速传至心房或心室的所有心肌细胞,成为功能上的合体细胞。因此,心房或心室表现出同步兴奋和收缩,即"全或无"式收缩。

3. 依赖细胞外液 Ca^{2+} 由于心肌细胞的肌浆网不发达,终池贮存 Ca^{2+} 较少,心肌的兴奋 - 收缩耦联过程所需要的 Ca^{2+} 主要依赖细胞外液 Ca^{2+} 的内流。因此,在一定范围内,细胞外液 Ca^{2+} 浓度升高,心肌收缩力增强;反之,收缩力减弱。

三、心脏的泵血功能

(一) 心率与心动周期

1. 心率 心率(heart rate)是指心脏每分钟跳动的次数。安静状态下,正常成人心率为 60~100 次 / 分,平均 75 次 / 分。正常情况下,心率可因年龄、性别和生理状况不同而发生变化。新生儿心率可达 140 次 / 分以上,并随年龄增长而逐渐减慢,到 15~16 岁时接近成人水平;女性心率较男性稍快;安静和睡眠时心率减慢,运动和情绪激动时心率增快。

2. 心动周期 心动周期(cardiac cycle)是指心脏收缩和舒张一次构成的机械活动周期。心动周期 =60 秒 / 心率,按照心率 75 次 / 分钟计,心动周期为 0.8 秒。在每个心动周期中,首先是两心房先收缩,持续 0.1s,继而舒张,历时约 0.7s。在心房开始舒张的同时,两心室开始收缩,持续 0.3s,继而心室开始舒张,历时约 0. 5s。在心室舒张的前 0.4s 期间,心房也在舒张,称为全心舒张期(图 3-6)。

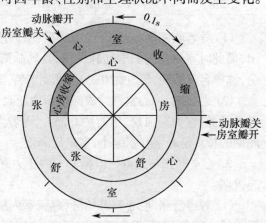

图 3-6 心动周期示意图

在心动周期中,心房和心室是交替收缩的,无论心房还是心室舒张期都明显长于收缩期,并且存在全心舒张期,这些特点有利于血液充盈,保证心脏有效的射血。

3. 心率与心动周期的关系 从心率与心动周期的概念看两者呈反比关系,当心率增快时,心动周期缩短,收缩期和舒张期均缩短,但舒张期缩短更显著。因此,心率过快,对心脏的血液充盈和持久工作不利。

(二) 心脏的泵血过程

心脏的泵血过程是指心脏通过有节律的舒张与收缩将血液从静脉抽吸回心脏并射向动脉而驱动血液流动。在此过程中左心和右心的活动基本一致,每次射出的血量也基本相等。现以左心为例说明心脏的泵血过程(图 3-7)。

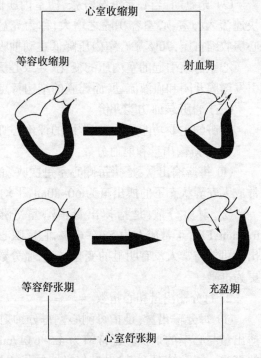

图 3-7 心脏收缩、舒张时血流和瓣膜状态

1. 心室收缩与射血 根据心室内压力和容积的变化,心室收缩期可分为等容收缩期和射血期(表3-1)。

表3-1 心脏泵血过程中压力、容积、瓣膜、血流等变化

心脏泵血过程	压力比较	瓣膜开闭		血流方向	心室容积
		房室瓣	动脉瓣		
等容收缩期	房内压＜室内压＜动脉压	关闭	关闭	无血液进出心室	不变
射血期	房内压＜室内压＞动脉压	关闭	开放	心室→动脉	缩小
等容舒张期	房内压＜室内压＜动脉压	关闭	关闭	无血液进出心室	不变
充盈期	房内压＞室内压＜动脉压	开放	关闭	心房→心室	增大

(1) 等容收缩期:心室开始收缩后,室内压迅速升高。当室内压高于房内压时,房室瓣关闭,而此时室内压仍低于动脉内压力,动脉瓣仍处于关闭状态,心室腔处于密闭状态容积不变,称等容收缩期,历时约0.05s。此期的特点是心室容积不变,室内压急剧升高。

(2) 射血期:当心室继续收缩使室内压高于动脉内压力时,动脉瓣开放,血液由心室迅速射入动脉,称为射血期,历时约0.25s。随着大量血液由心室射入动脉,心室容积明显缩小。此期的特点是心室容积缩小,室内压降低。

2. 心室舒张与充盈 根据心室内压力和容积的变化,心室舒张期可分为等容舒张期和充盈期。

(1) 等容舒张期:心室开始舒张后,室内压迅速下降。当室内压低于动脉内压力时,动脉瓣关闭。此时室内压仍高于房内压,房室瓣仍处于关闭状态,心室腔又呈密闭状态容积不变,称为等容舒张期,历时约0.08s。此期的特点是心室容积不变,室内压急剧下降。

(2) 充盈期:当心室继续舒张,使室内压低于房内压时,房室瓣开放,血液由静脉和心房快速流入心室,心室容积随之增大,称为充盈期,历时约0.42s。心室充盈血量的30%是靠心房收缩挤压,70%靠心室内压降低主动抽吸完成。

心室舒缩引起的室内压的变化,导致心房和心室之间、心室和动脉之间形成压力差即可引发瓣膜开闭和血液流动,而瓣膜的结构特点和开闭决定了血液的单向流动。

(三) 心脏泵血功能评价

心脏的主要功能是泵血,常用的评价心脏泵血功能的指标有搏出量、心输出量等。

1. 每搏输出量和射血分数

(1) 每搏输出量:是指每侧心室每次收缩所射出的血量,简称搏出量(stroke volume)。正常成人安静状态下的搏出量为60~80ml,平均70ml。它反映心室一次射血量的多少。

(2) 射血分数:是指搏出量占心室舒张末期容积的百分比,称为射血分数(ejection fraction, EF),正常成人为55%~65%,它反映心室功能的好坏。如心室异常扩大时,其每搏输出量可能与常人没有明显的变化,但射血分数却显著下降,故射血分数作为评价心泵血指标更为准确。

2. 每分输出量和心指数

(1) 每分输出量:是指每侧心室每分钟射出的血量,简称心输出量(cardiac output),等于搏出量与心率的乘积。正常值为4.5~6.0L/min,平均5L/min,它反映心室单位时间内射血量的多少。正常情况下,输出量与机体的代谢相适应,可因性别、年龄和机体状态不同而存在

差异,剧烈运动可增加4~5倍;相同体表面积女性比男性低10%左右。

(2) 心指数:心指数(cardiac index)是指以单位体表面积计算的心输出量,是分析比较不同个体之间心功能常用的评价指标。

(四) 影响心输出量的因素

心输出量大小取决于搏出量与心率,而搏出量的多少则决定于心肌前负荷、后负荷和心肌收缩能力。

1. 心肌前负荷 是指心室收缩前所承受的负荷,用心舒末期容量来表示。在一定的范围内,前负荷增大,心肌的收缩力增强,搏出量增多。当静脉回心血量增多时,心舒末期容量增多,搏出量增多;反之,则减少。

2. 心肌后负荷 是指心室射血时遇到的阻力,即动脉血压。在其他因素不变的情况下,动脉血压升高,后负荷增大,导致心室等容收缩期延长,射血期缩短,射血速度减慢,搏出量减少。

3. 心肌收缩能力 心肌收缩能力主要受神经、体液等因素的调节。如交感神经兴奋使心肌收缩能力增强,副交感神经兴奋使心肌收缩能力减弱。

4. 心率 在一定范围内,心率与心输出量呈正变关系。但若心率过快反而会使心输出量减少,因为当心率过快(超过180次/分钟)时,心室舒张期明显缩短,充盈量减少,搏出量和心输出量也相应减少。

(五) 心力储备

心力储备(cardiac reserve)是指心输出量随机体代谢需要而增加的能力。健康成人安静时的心输出量正常值为5~6L,而剧烈运动时心输出量可达25~30L,是安静时的5~6倍,说明机体的心力储备较大。通过体育锻炼可提高机体的心力储备。

四、心音

心音(heart sound)是指在心动周期中,由于心肌收缩、瓣膜开闭以及血流撞击等引起振动所产生的声音,用听诊器在胸壁可以听到。一般情况下能听到第一心音和第二心音(表3-2)。

表3-2 第一心音与第二心音比较

	第一心音	第二心音
主要成因	心室收缩时房室瓣关闭,心室射血冲击动脉壁引起振动产生	心室舒张时动脉瓣关闭,血液冲击主动脉和肺动脉根部引起振动产生
标志	心室收缩开始	心室舒张开始
特点	音调低,持续时间长	音调高,持续时间短
临床意义	反映心室收缩能力和房室瓣功能状态	反映动脉血压高低和动脉瓣功能状态

五、心电图

在每个心动周期中,心脏的生物电变化可通过体液和导电组织传到体表,将测量电极置于体表的一定部位,通过心电图机记录出来的心脏电变化曲线,称为心电图(eleetrocardiogram,ECG)。正常典型心电图主要由P波、QRS波群和T波等组成(图3-8),各波形代表不同的生理意义(表3-3)。

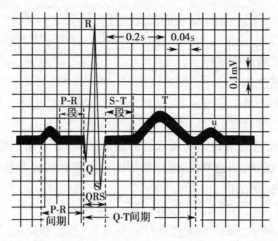

图 3-8 人体正常典型心电图

表 3-3 正常典型心电图的各波形及生理意义

波形	生理意义
P 波	反映两心房去极化过程
QRS 波群	反映两心室去极化过程
T 波	反映两心室复极化过程
P-R 间期	代表由心房兴奋到心室兴奋所需要的时间
Q-T 间期	代表从心室去极化到完全复极化所经历的时间
ST 段	代表心室各部分均处于去极化状态

（梁志民）

第二节 血管生理

李某,男,56 岁,出租车司机。3 年前体检时血压 170/95mmHg,未用药治疗,平时吸烟较多,不饮酒。半年来,一直感觉头晕、头痛,近 1 周加重到医院就诊。体格检查:血压 185/100mmHg,诊断为高血压。X 线胸片显示心界向左下扩大。

请问:1. 患者头晕、头痛主要是什么原因引起的?

2. 患者心界向左下扩大可能是什么原因引起的?

人体的血管分为动脉、静脉和毛细血管三大类,由心室射出的血液,均经由动脉、毛细血管和静脉返回心房。血管在血液运输、血液分配、维持血压、调节血容量和物质交换等方面具有重要作用。

一、血流量、血流阻力与血压

1. 血流量 是指单位时间内流过血管某一横切面的血量。血流量的多少与血管两端的压力差呈正比,与血流阻力呈反比。

2. 血流阻力 是指血液流经血管时所遇到的阻力。它来源于血液与血管壁及血液内部分子之间的摩擦。根据流体力学的原理,血流阻力大小与血管半径的4次方成反比。因此,生理情况下,影响血流阻力的最主要因素是血管半径。在各类血管中,小动脉和微动脉口径较小,是形成血流阻力的主要部位,此处产生的血流阻力称为外周阻力。

3. 血压 是指血管内流动的血液对单位面积血管壁的侧压力。临床习惯用mmHg来表示。在整个循环系统中,各部分血管之间存在着压力差,即动脉血压 > 毛细血管血压 > 静脉血压,这种压力差是推动血液流动的直接动力。

二、动脉血压与动脉脉搏

(一) 动脉血压的概念及正常值

1. 动脉血压的概念 动脉血压通常指主动脉血压。在心动周期中,随着心脏的舒缩活动,动脉血压发生周期性变化,心室收缩时动脉血压上升所达到的最高值,称为收缩压(systolic pressure)。心室舒张时动脉血压下降达到的最低值,称为舒张压(diastolic pressure)。收缩压与舒张压之间的差值称为脉搏压,简称脉压(pulse pressure),它可以反映心动周期中动脉血压的波动幅度。心动周期中动脉血压的平均值称为平均动脉压(mean arterial pressure),约等于舒张压加 1/3 脉压。

2. 动脉血压的正常值 我国健康成年人在安静状态下,收缩压为 100~120mmHg,舒张压为 60~80mmHg,脉压为 30~40mmHg。动脉血压随年龄、性别、情绪及身体功能状态等情况略有差异。一般来说,女性略低于男性,儿童低于成人;安静时血压相对稳定,情绪激动或运动时可暂时升高。动脉血压的相对稳定是保证全身各器官有足够血液供应的必要条件。动脉血压过低或过高均可产生严重后果。

(二) 动脉血压的形成

动脉血压的形成条件主要包括以下几个方面。

1. 血液充盈量 心血管系统有足够的血液充盈是动脉血压形成的前提条件。循环系统中血液的充盈程度可用循环系统平均充盈压来衡量。动物实验中,用电刺激造成心室颤动使心脏暂停射血,此时循环系统中各部位测得的压力相同,这一压力数值即为循环系统平均充盈压。若血量增多或循环系统容量变小,则循环系统平均充盈压增高,反之则降低。

2. 心脏射血和外周阻力 心脏射血产生的动力和血液流动遇到的外周阻力是形成动脉血压的根本因素。由于外周阻力的存在,心室收缩射出的血液只有约 1/3 直接流向外周,其余的暂时储存于主动脉和大动脉中,使动脉血压升高。若没有外周阻力,心室收缩时射出的血液将全部迅速流向外周,动脉血压将不能维持在正常水平。

此外,大动脉管壁的弹性具有缓冲收缩压和维持舒张压的作用(图 3-9)。心室收缩射血时,主动

考点提示

动脉血压的形成条件

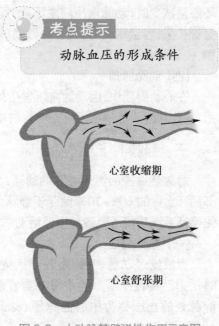

心室收缩期

心室舒张期

图 3-9 大动脉管壁弹性作用示意图

脉和大动脉依靠管壁弹性扩张,可多容纳一部分血液,使得射血期动脉血压不至于过高;进入舒张期后,扩张的动脉弹性回缩,推动射血期多容纳的血液流向外周,一方面可使心室的间断射血转变为血管中持续的血液流动,另一方面可维持舒张期血压,使之不会过低。

(三)影响动脉血压的因素

凡能影响血压形成的因素,都能影响动脉血压。为方便讨论分析,假定其他条件不变对影响动脉血压的各种因素进行分析。

1. 搏出量 当搏出量增加时,心缩期射入主动脉的血量增多,收缩压明显升高。由于动脉血压升高,血流速度随之加快,舒张期末存留在大动脉中的血量增加不明显,故舒张压升高相对较小,脉压增大。反之,当搏出量减少时,收缩压降低明显,脉压减小。一般情况下,收缩压的高低主要反映搏出量的多少。

2. 心率 心率加快时,心室舒张期明显缩短,在心舒期内流向外周的血量减少,存留在主动脉内的血量增多,故舒张压明显升高。主动脉内存留的血量增多,可使收缩压也相应升高,但由于此时血流速度加快,因此收缩压升高不如舒张压明显,脉压减小。

3. 外周阻力 外周阻力增大时,心舒期内血流速度减慢,心舒期末存留在大动脉内的血量增多,故舒张压明显升高。心缩期内由于血压升高,血流速度加快,因而收缩压升高不如舒张压明显,脉压减

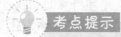

考点提示

影响动脉血压的因素

小。反之,当外周阻力减小时,舒张压降低更明显,脉压加大。通常情况下,舒张压主要反映外周阻力的大小。

4. 大动脉管壁的弹性储器作用 大动脉的弹性储器作用可缓冲动脉血压,使心动周期中动脉血压的波动幅度减小。老年人由于动脉管壁硬化弹性降低,对血压的缓冲作用减弱,因而收缩压增高而舒张压降低,脉压明显加大。

5. 循环血量与血管容量的比例 生理情况下,循环血量与血管系统容量相适应,产生一定的循环系统平均充盈压,这是血压形成的重要前提。当大失血、腹泻、脱水等情况使循环血量减少时,动脉血压随之下降,此时应采取措施补充循环血量。当过敏、中毒等情况使血管扩张,容量增大时,也会导致动脉血压下降,此时应使用收缩血管的药物以减小血管容积,使动脉血压回升。

(四)动脉脉搏

在心动周期中,因动脉血压发生周期性变化而引起的动脉管壁周期性波动,称为动脉脉搏,简称脉搏。脉搏可反映心血管的功能状态,检查时一般选择桡动脉。

三、静脉血压与静脉血流

静脉是血液回流入心脏的通道,具有易扩张、容量大的特点,故称为容量血管。人体全部循环血量的 60%~70% 储存于静脉。静脉的收缩或舒张可有效调节心输出量和回心血量,使循环系统功能适应各种生理活动的需求。

(一)静脉血压

血液流经动脉、毛细血管到达微静脉时,血压已降至 15~20mmHg,最后回流到右心房时压力已接近于零。通常将各器官静脉的血压称为外周静脉压,而将右心房和胸腔内大静脉处的血压称为中心静脉压(central venous pressure,CVP)。中心静脉压正常参考值为 4~12cmH₂O。

中心静脉压是监测心室射血能力和静脉回心血量的指标,其高低取决于心脏射血能力和静脉回心血量之间的相互关系。若心室射血能力较强,能及时将静脉回心血液射入动脉,则中心静脉压降低;反之,若心室射血能力减弱(如有心肌损害、心力衰竭),则中心静脉压升高。临床上中心静脉压常作为判断心血管功能状态、控制补液量和补液速度的重要指标。

(二) 影响静脉回心血量的因素

静脉回心血量的多少取决于外周静脉压与中心静脉压之间的压力差。凡能改变这一压力差的因素,均能影响静脉回心血量。

1. 体循环平均充盈压　是反映心血管系统充盈程度的指标。血管系统内血液充盈程度越高,静脉回心血量越多。当血量增加或容量血管收缩时,体循环平均充盈压升高,静脉回心血量增多;反之,静脉回心血量减少。

2. 心肌收缩力　心肌收缩力增强时,射血期心室排空较完全,心室舒张期室内压降低,对心房和静脉内血液抽吸力增大,回心血量增多。反之,心肌收缩力减弱时,回心血量减少。

3. 体位改变　静脉管壁薄、易扩张,且静脉内血压低,体位改变时可影响静脉跨壁压而改变回心血量。当人由平卧位变为直立位时,身体低垂部分的静脉因跨壁压增大而扩张,容纳的血液增多,可多容纳约 500ml 血液,因此回心血量减少。此时由于心输出量减少,血压降低,可出现头晕、眼前发黑等现象,称为体位性低血压,尤其是体弱久病和长期卧床的患者,应更加注意。

4. 骨骼肌的挤压作用　当骨骼肌收缩时,肌肉内和肌肉间的静脉受到挤压,血液向心回流加快。当骨骼肌舒张时,静脉内压力降低,由于受静脉瓣的阻挡血液不能倒流,毛细血管和微静脉的血液流入静脉。骨骼肌和静脉瓣对静脉回流起着"泵"的作用。

5. 呼吸运动　胸膜腔内压呈负压状态。吸气时胸膜腔负压增大,胸腔内的大静脉和右心房更加扩张,中心静脉压降低,有利于外周静脉血液回流;呼气时则相反,静脉回心血量相应减少。

知识链接

心 力 衰 竭

　心力衰竭简称心衰,是指由于心脏的收缩功能和(或)舒张功能发生障碍,不能将静脉回心血量充分排出心脏,导致静脉系统血液淤积,动脉系统血液灌注不足,从而引起血液循环障碍。根据临床症状可分为右心衰、左心衰和全心衰。右心衰竭时,由于右心室收缩力减弱,体循环的静脉回心血量明显减少,患者可出现颈静脉怒张、下肢水肿、肝充血肿大等体征。左心衰竭则可造成肺淤血和肺水肿。

四、微循环

微循环(microcirculation)是指微动脉与微静脉之间的血液循环。其基本功能是实现血液与组织细胞之间的物质交换。

(一) 微循环的组成

典型的微循环由微动脉、后微动脉、毛细血管前括约肌、真毛细血管、通血毛细血管、动 - 静脉吻合支和微静脉等组成(图3-10)。

(二) 微循环的血流通路

血液流经微循环有三条不同通路。

1. 迂回通路 血液经微动脉、后微动脉、毛细血管前括约肌和真毛细血管网汇集到微静脉称为迂回通路。真毛细血管数量多,穿行于组织细胞之间,迂回曲折,交织成网,血流缓慢,加之真毛细血管管壁薄且通透性好,使它成为血液与组织液之间进行物质交换的主要场所,因此又称为"营养通路"。真毛细血管是交替开放的,其开放的多少取决于所在器官、组织的代谢水平。

2. 直捷通路 血液由微动脉经后微动脉、通血毛细血管进入微静

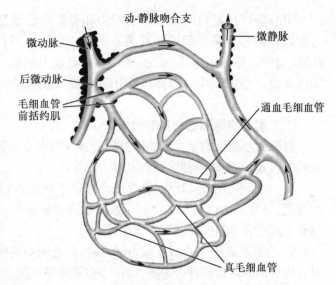

图 3-10 微循环模式图
黑圆点表示血管壁上的平滑肌

脉称为直捷通路。通血毛细血管阻力较小,血流速度较快,经常处于开放状态。这一血流通路可使一部分血液迅速经过微循环进入静脉,以保证静脉回心血量。

3. 动 - 静脉短路 血液由微动脉经动 - 静脉吻合支直接流入微静脉称为动 - 静脉短路。微动脉与微静脉之间压力差较大,动静脉吻合支一旦开放,血液可迅速从微动脉流入微静脉,故此通路不能进行物质交换。动 - 静脉短路多分布于手指、足趾、耳廓等处的皮肤内,一般情况下处于关闭状态。当人体需要大量散热时,此通路开放,使皮肤血流量增加有利于机体散热,因此这一通路对体温调节有一定作用。

五、组织液生成与淋巴回流

组织液是存在于组织细胞间隙内的细胞外液,是血液与组织细胞之间进行物质交换的中介。绝大部分组织液呈胶冻状,不能自由流动,其成分除蛋白质浓度明显低于血浆外,其他与血浆相同。组织液渗入毛细淋巴管即成为淋巴液,经淋巴管系统回流入静脉。

(一) 组织液的生成与回流

组织液是血浆通过毛细血管壁滤过形成的,同时组织液又通过重吸收回流入毛细血管,因此正常组织液的量处于动态平衡状态。毛细血管壁通透性是组织液生成的结构基础,有效滤过压是组织液生成的动力。有效滤过压与毛细血管血压、血浆胶体渗透压、组织液静水压和组织液胶体渗透压有关。其中,毛细血管血压和组织液胶体渗透压是促进组织液滤过的力量,而血浆胶体渗透压和组织液静水压是促进组织液重吸收的力量(图 3-11)。滤过的力量和重吸收的力量之差,即为有效滤过压。即

有效滤过压 =(毛细血管血压 + 组织液胶体渗透压)–(血浆胶体渗透压 + 组织液静水压)

经测量,毛细血管动脉端的血压为 32mmHg;毛细血管静脉端的血压为 14mmHg;组织液胶体渗透压为 8mmHg;血浆胶体渗透压为 25mmHg;组织液静水压为 2mmHg。按上式计算,毛细血管动脉端有效滤过压为 13mmHg,表明组织液不断的生成;毛细血管静脉端的有效滤过压为 –5mmHg,表明组织液回流入毛细血管。

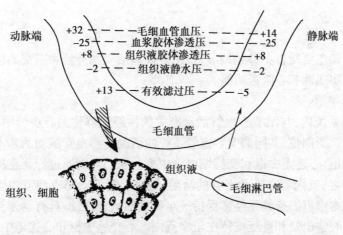

图 3-11　组织液的生成与回流示意图

图中数值单位为 mmHg

组织液的生成与回流保持着动态平衡,如果组织液生成增多或回流减少,组织间隙有过多液体潴留,可形成组织水肿。

（二）淋巴循环的意义

淋巴循环作为血液循环的重要辅助部分,有重要的生理意义。

1. 回收蛋白质　是淋巴回流的重要作用,同时淋巴回流是血液回收蛋白质的主要途径,每天通过淋巴液运回血液的蛋白质可达 75~200g。

2. 维持体液平衡　生成的组织液约有 10% 需经淋巴系统回流入血。

3. 运输脂肪及其他营养物质　小肠吸收的脂肪 80%~90% 经过淋巴吸收入血。

4. 防御和免疫功能　淋巴液流经淋巴结时,其中的细菌、异物等可被巨噬细胞清除。此外,淋巴结还能产生淋巴细胞,参与免疫反应。

（周　燕）

第三节　心血管活动的调节

 案例

　　小磊,一名中职卫校影像专业的学生。脾气较急,常为一些小事和同学争执得脸红耳赤,心跳加速,口头禅是"气得我头晕"。每次争执后,小磊在同学劝说下情绪平静下来,面红耳赤,心跳加速,头晕等现象都消退了。

　　请问:1. 小磊的这些表现是正常现象吗?

　　　　　2. 为什么紧张、愤怒时会发生这些变化?

　　正常情况下,机体通过神经、体液调节心血管的活动,保持正常的心率、心输出量、血压和各组织器官的血流量相对稳定。同时,在机体状态发生改变时,心血管的活动也会作出相应的调整,以适应机体在不同生理状态下各组织器官活动的需要。

一、神经调节

心血管的活动主要受自主神经调节,自主神经包括交感神经和副交感神经,它们通过各种心血管反射来实现调节心血管功能。

(一) 心血管中枢

在中枢神经系统内,与调节心血管活动有关的神经元群称为心血管中枢。它们存在于从大脑到脊髓的广泛部位,共同调节心血管系统的活动。心血管活动的基本中枢位于延髓,包括有心交感中枢、心迷走中枢和交感缩血管中枢。它们分别通过心交感神经、心迷走神经和交感缩血管神经,支配着心脏和血管的活动,通过反射活动完成调节功能。正常情况下,延髓的心血管基本中枢的神经元经常保持一定程度的兴奋性,即具有紧张性,从而控制心血管活动,使心率、心输出量和血压维持在正常范围。心交感中枢和心迷走中枢的紧张性活动是相互拮抗的。安静时,心迷走中枢的紧张性较高,心交感中枢的紧张性相对较低,故心率较慢(75 次 / 分左右)。当情绪激动或运动时,心交感中枢紧张性增高,故心率加快,心肌收缩力增强,心输出量增多。

延髓的心血管中枢对于调节心血管的正常活动有着重要作用,是生命中枢的重要组成部分。机体内,各级心血管中枢是作为一个完整体系相互配合,共同完成对心血管活动的精确调节。实际生活中,人类大脑皮质高级神经活动对心血管功能有着明显的影响,如害羞时面部血管扩张(脸红)、情绪激动,思维活动加强时出现心率加快等心血管活动的反应。

(二) 心血管的神经支配与作用

心脏受交感神经和迷走神经的双重支配,全身大多数血管的平滑肌受交感缩血管神经支配,仅有小部分器官的血管受交感或副交感舒血管神经支配。

1. 心交感神经及其作用 心交感神经受心交感中枢支配,其节后纤维分布于窦房结、心房肌、房室交界区、房室束和心室肌。心交感神经节后纤维末梢释放去甲肾上腺素,与心肌细胞膜 β_1 受体结合,产生兴奋作用,引起心率加快、传导加速、心肌收缩力增强,致使心输出量增多,血压升高。

2. 心迷走神经及其作用 心迷走神经属于副交感神经,受心迷走中枢支配,其节后纤维分布于窦房结、心房肌、房室交界区、房室束及其分支。迷走神经节后纤维末梢释放乙酰胆碱,与心肌细胞膜 M 受体结合,对心脏产生抑制效应,导致心率减慢,传导速度减慢,心肌收缩力减弱,心输出量减少,血压降低。

3. 交感缩血管神经及其作用 交感缩血管神经受交感缩血管中枢支配,其节后纤维分布在全身的大多数血管平滑肌,以小动脉和微动脉为多。交感缩血管神经节后纤维释放去甲肾上腺素,与血管平滑肌 α 受体结合,引起血管平滑肌收缩,外周阻力增大,使动脉血压升高。

4. 舒血管神经及其作用 体内少部分器官的血管接受舒血管神经支配,交感神经和副交感神经都有舒血管纤维。

(1) 交感神经舒血管纤维:主要分布于骨骼肌血管,其末梢释放乙酰胆碱。当机体作剧烈运动、精神紧张或情绪激动时,引起骨骼肌血管平滑肌舒张,血流量增加,以适应肌肉活动的需要。

(2) 副交感神经舒血管纤维:主要分布在脑、唾液腺、胃肠道和外生殖器等少数器官,其末梢也释放乙酰胆碱,仅起调节局部器官血流量的作用。

(三) 心血管活动的反射性调节

当机体生理状态发生改变时,可通过各种心血管的反射来改变心血管的活动,使之适应内外环境的变化,满足各种生命活动的需要。

1. 颈动脉窦和主动脉弓压力感受性反射 在颈动脉窦和主动脉弓血管外膜下分布有压力感受器,能感受动脉血压的变化。当动脉血压突然升高时,动脉血管壁扩张,感受器受牵拉而产生兴奋,沿窦神经和主动脉神经上传至延髓心血管中枢的冲动增多,使心迷走中枢的紧张性增强,心交感中枢和交感缩血管中枢的紧张性减弱。于是心迷走神经传到心脏的冲动增多,心交感神经传到心脏和交感缩血管神经传到血管的冲动减少,其效应是心率减慢,心肌收缩力减弱,血管舒张,心输血量减少,外周阻力降低,结果使动脉血压回降,这一反射又称减压反射(depressor reflex)(图 3-12)。反之,当动脉血压突然降低时,压力感受器所受刺激减弱,传入冲动减少,减压反射减弱,可使动脉血压回升。减压反射属于负反馈调节,对于维持动脉血压的相对稳定具有重要的生理意义。

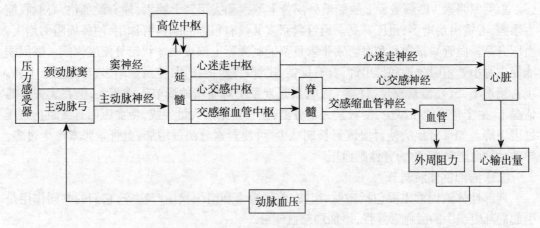

图 3-12 压力感受性反射过程

2. 颈动脉体和主动脉体化学感受性反射 在颈总动脉分叉处和主动脉弓下方有颈动脉体和主动脉体,能感受血液某些化学成分变化,属化学感受器。当血液中某些化学成分发生变化时,如缺 O_2、CO_2 浓度升高和 H^+ 浓度升高时,都可以刺激这些化学感受器,产生兴奋,分别经窦神经和主动脉神经传入延髓,使呼吸加深加快。同时,对交感缩血管中枢也有兴奋作用,使血管收缩,外周阻力增大,动脉血压升高(图 3-13)。在生理情况下,化学感受性反射主要调节呼吸运动,对心血管活动并不起明显的调节作用。只有在低氧、窒息、失血、动脉血压过低和酸中毒等情况下才对心血管活动发挥明显调节作用,使动脉血压升高,血量重新分配,以保证心、脑等重要器官的血液供应。

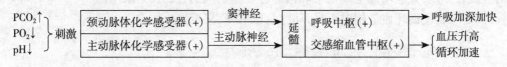

图 3-13 化学感受性反射过程

二、体液调节

在参与心血管活动调节的体液因素中,有些体液因素是通过血液运输广泛作用于心血管系统;有些则在组织中形成,主要作用于局部的血管,对局部组织血流量起调节作用。

(一) 全身性体液调节

1. 肾上腺素和去甲肾上腺素　血液中的肾上腺素(epinephrine,E 或 adrenaline)和去甲肾上腺素(norepinephrine,NE 或 noradrenaline,NA)主要来自于肾上腺髓质,它们对心脏和血管的作用相似,但又有差异。肾上腺素对心脏的作用较强,使心率加快,心肌收缩力增强,心输出量增多;对血管的作用是使皮肤和腹腔脏器的血管收缩,而使骨骼肌血管和冠状血管舒张,故升高血压的作用较弱,临床常作"强心药"使用。去甲肾上腺素强心作用较弱,对血管平滑肌作用较强,使体内大多数血管收缩,外周阻力增大,动脉血压升高,临床常作"升压药"使用。

2. 肾素 - 血管紧张素系统　当肾血流量不足或血钠降低时,可刺激肾近球细胞释放肾素。肾素是一种酶,其入血液循环后,使血浆中的血管紧张素原水解,形成血管紧张素 I,后者在转肽酶作用下生成血管紧张素 II,继而转化成血管紧张素 III,其中血管紧张 II 作用最强。血管紧张素 I 能刺激肾上腺髓质分泌肾上腺素和去甲肾上腺素,使心跳加快,心肌收缩力增强,心输出量增多,血压升高。血管紧张素 II 具有很强的缩血管作用,使外周阻力增大,血压升高。血管紧张素 II 和血管紧张素 III 都能刺激肾上腺皮质球状带分泌醛固酮。醛固酮能促进肾小管重吸收钠和排出钾,具有保钠、排钾、保水的作用,使血量增多,动脉血压上升。正常情况下,肾血流量充足,肾素 - 血管紧张素系统对血压的调节作用不大;但在大失血等情况下,由于肾血流量减少,使肾素大量分泌,血管紧张素大量生成,使血压回升或阻止血压过度下降。如果肾疾病使肾血流量长期减少,可使肾素分泌量增加,血管紧张素产生过多,导致动脉血压升高,称为肾性高血压。

(二) 局部性体液调节

局部性体液因素主要包括激肽、组胺、前列腺素和组织代谢产物等,它们的共同作用是引起局部组织中的微血管舒张,增加局部血流量。

1. 组织代谢产物　当组织代谢活动增强时,CO_2、H^+、腺苷、ATP、乳酸等代谢产物增多,引起局部血管扩张,血流量增多,使积聚的代谢产物清除。

2. 激肽释放酶 - 激肽系统　激肽释放酶存在于血浆和肾、唾液腺、胰腺、汗腺等器官中,可水解血浆中的激肽原生成缓激肽和血管舒张素,两者都有强烈的舒血管作用,其中缓激肽的舒血管作用最强,可使组织器官局部的血管扩张,血流量增加。

3. 前列腺素　在全身大多数组织中都存在前列腺素,具有舒血管作用,可调节局部器官的血流量,对血压调节作用不大。

4. 组胺　在全身大多数组织细胞中都含有组胺,特别是皮肤、肺和肠黏膜的肥大细胞中含有大量的组胺。当组织受损、发生炎症和过敏反应时,均能引起组胺释放。组胺具有强烈的舒血管作用,并能增加毛细血管和微静脉管壁的通透性,导致组织水肿。严重时可导致血管容积扩大,使循环血量相对不足,动脉血压下降,甚至发生休克。

三、社会心理因素对心血管活动的影响

人体的心血管活动除受自然因素影响外,还受社会、心理因素的影响。事实证明,许多心血管疾病的发生与社会心理因素密切相关。如在日常生活中,紧张、惊恐时心跳加快加强,愤怒时血压升高,羞怯时面部血管扩张以及一些语言刺激所引起的心血管反应等等。人们长期处在巨大的生活压力与工作压力之下,精神高度紧张,如果心理和生理得不到良好的调

适,会使高血压的发病率明显增加,此外吸烟、酗酒等不良习惯可增加冠心病、高血压、脑卒中的发病率。

 本章小结

1. 正常情况下心脏的起搏点是窦房结,在一个心动周期中可听到两个心音;临床上评价心泵血功能的基本指标是心输出量,影响心输出量的主要因素有心肌的前、后负荷,心肌收缩力和心率。

2. 血压用收缩压/舒张压表示,其形成与血液充盈量、心脏射血、外周阻力和大动脉管壁弹性有关。动脉血压受搏出量、心率、外周阻力、大动脉管壁的弹性储器作用、循环血量与血管容积的比例等因素的影响。

3. 静脉回心血量的多少受体循环平均充盈压、心肌收缩力、体位改变和骨骼肌挤压作用等因素的影响。

4. 组织液生成的有效滤过压与毛细血管血压、组织液胶体渗透压、血浆胶体渗透压、组织液静水压等因素有关。

5. 减压反射对于维持动脉血压相对稳定具有重要生理意义;肾上腺素和去甲肾上腺素是调节心血管活动的重要体液因素。

(梁志民)

 目标测试

A1 型题

1. 心脏射血发生在
    A. 心房收缩期　　　　　B. 心室收缩期　　　　　C. 心室充盈期
    D. 等容舒张期　　　　　E. 全心舒张期

2. 心脏充盈发生在
    A. 心室等容收缩期　　　B. 心室射血期　　　　　C. 心室舒张期
    D. 心房舒张期　　　　　E. 心房等容收缩期

3. 房室瓣关闭的主要原因是
    A. 心房收缩期　　　　　　　　　　　B. 心室收缩期
    C. 心室内压力高于心房内压力　　　　D. 乳头肌收缩
    E. 房室瓣舒张

4. 衡量心脏泵血功能的主要指标是
    A. 心率　　　　　　　　　B. 心输出量　　　　　C. 中心静脉压
    D. 动脉血压　　　　　　　E. 静脉回流量

5. 第一心音产生的主要原因是
    A. 动脉瓣开放　　　　　　　　　　　B. 动脉瓣关闭
    C. 房室瓣开放　　　　　　　　　　　D. 房室瓣关闭
    E. 心室射血引起大动脉管壁振动

6. 心肌后负荷是
    A. 大动脉血压　　　　　　B. 心室内压　　　　　C. 心房内压

　　　D. 充盈期的心室内压

　　　E. 射血期的心室内压

7. 心脏兴奋传导过程中,传导速度最慢的部位是

　　　A. 窦房结　　　　　　　　B. 房室交界区　　　　　　C. 房室束

　　　D. 浦肯野纤维　　　　　　E. 心室肌

8. 心动周期中心室内压力迅速上升的时期是

　　　A. 等容收缩期　　　　　　B. 射血期初期　　　　　　C. 等容舒张期

　　　D. 心房收缩期　　　　　　E. 充盈期

9. 能使心输出血量增多的因素是

　　　A. 心迷走中枢紧张性增高　　　　　　B. 心交感中枢紧张性增高

　　　C. 静脉回心血量减少　　　　　　　　D. 心室舒张末期容积减少

　　　E. 颈动脉窦内压力增高

10. 减压反射的生理意义是

　　　A. 降低动脉血压　　　　　　B. 升高动脉血压　　　　　　C. 减弱心血管的活动

　　　D. 加强心血管的活动　　　　E. 维持动脉血压的相对稳定

11. 去甲肾上腺素对心血管的作用主要是

　　　A. 舒张血管　　　　　　　　B. 升高血压　　　　　　　　C. 心率加快

　　　D. 强心　　　　　　　　　　E. 增大脉压

12. 心动周期中,心室血液充盈主要是由于

　　　A. 骨骼肌的挤压　　　　　　B. 心房收缩的挤压

　　　C. 心室舒张的抽吸　　　　　D. 胸内负压促进静脉回流

　　　E. 压力差促进静脉回流

13. 心室肌的前负荷可用下列哪项来间接表示

　　　A. 收缩末期容积或压力　　　　　　B. 舒张末期容积或压力

　　　C. 等容收缩期容积或压力　　　　　D. 等容舒张期容积或压力

　　　E. 舒张末期动脉压

14. 窦房结能成为心脏正常起搏点的原因是

　　　A. 静息电位仅为 -70mV　　　　　　B. 阈电位为 -40mV

　　　C. 0 期去极速度快　　　　　　　　D. 动作电位没有明显的平台期

　　　E. 4 期电位自动去极速率快

15. 房室延搁的生理意义是

　　　A. 使心室肌不会产生完全强直收缩　　　B. 增强心肌收缩力

　　　C. 使心室肌有效不应期延长　　　　　　D. 使心房、心室不会同时收缩

　　　E. 使心室肌动作电位幅度增加

16. 第二心音发生在

　　　A. 心室收缩期开始　　　　B. 心室收缩期结束　　　　C. 心室舒张期开始

　　　D. 心室舒张期结束　　　　E. 以上都不对

17. 关于心动周期的论述,以下哪项是**错误**的

　　　A. 舒张期长于收缩期

　　　B. 房室有共同收缩的时期

C. 房室有共同舒张的时期

D. 通常心动周期是指心室的活动周期而言

E. 心动周期持续的时间与心率有关

18. 血液停止循环后血液对血管壁的侧压力称为

A. 收缩压　　　　　B. 舒张压　　　　　C. 脉搏压

D. 平均动脉压　　　E. 循环系统平均充盈压

19. 主动脉在缓冲脉压中起重要作用,主要是由于主动脉

A. 口径大　　　　　　　　　B. 管壁厚

C. 管壁有可扩张性和弹性　　D. 血流速度快

E. 对血流的摩擦阻力小

20. 容量血管指的是

A. 大动脉　　　　　B. 微动脉　　　　　C. 肺动脉

D. 毛细血管　　　　E. 静脉

21. 中心静脉压高低主要取决于

A. 平均动脉压　　　B. 血管容量　　　　C. 外周阻力

D. 呼吸运动　　　　E. 静脉回流血量和心脏射血能力

22. 形成动脉血压的前提条件是

A. 足够的循环血量　B. 心脏前负荷　　　C. 心脏收缩做功

D. 外周阻力　　　　E. 大动脉的弹性

23. 动脉血压相对稳定的意义是

A. 保持血管充盈　　　B. 保持足够的静脉回流量　　C. 防止血管硬化

D. 保证器官的血液供应　E. 减轻心脏的前负荷

A2 型题

24. 右心衰竭的患者常因为组织液生成过多而致下肢水肿,其主要原因是

A. 血浆胶体渗透压降低　　　B. 毛细血管血压增高

C. 组织液静水压降低　　　　D. 组织液胶体渗透压升高

E. 淋巴回流受阻

A3 型题

从卧位到立位时,人体会发生血流的变化而血压保持稳定。

25. 此时,正常成年人静脉可多容纳多少血液

A. 100ml　　　　　B. 200ml　　　　　C. 300ml

D. 400ml　　　　　E. 500ml

26. 此时,维持动脉血压保持相对稳定的主要原因是

A. 静脉回流增加　　B. 心率减慢　　　　C. 心肌收缩力降低

D. 化学感受性反射加强　E. 减压反射减弱

B 型题

(27~30 题共用备选答案)

A. 收缩压　　　　　B. 舒张压　　　　　C. 脉压

D. 中心静脉压　　　E. 平均动脉压

27. 在一个心动周期中,动脉血压的最高值称为

28. 在一个心动周期中,动脉血压的最低值称为

29. 右心房或胸腔大静脉内的血压称为

30. 收缩压与舒张压之差称为

(31~33 题共用备选答案)

    A. 血浆胶体渗透压降低   B. 毛细血管血压升高

    C. 组织液静水压降低   D. 组织液胶体渗透压降低

    E. 毛细血管、微静脉管壁通透性增加

31. 重度营养不良引起水肿的主要原因是

32. 右心衰引起水肿的原因是

33. 过敏反应时组织水肿的原因是

(34~36 题共用备选答案)

    A. 窦房结   B. 房室交界区   C. 房室束

    D. 浦肯野纤维   E. 心房肌

34. 无自律性的部位是

35. 正常心脏的起搏点是

36. 房室延搁发生的部位是

(37~40 题共用备选答案)

    A. 房内压 > 室内压 < 动脉压,房室瓣开放,主动脉瓣关闭

    B. 房内压 < 室内压 < 动脉压,房室瓣关闭,主动脉瓣关闭

    C. 房内压 > 室内压 > 动脉压,房室瓣开放,主动脉瓣开放

    D. 房内压 < 室内压 > 动脉压,房室瓣关闭,主动脉瓣开放

    E. 房内压 > 室内压 > 动脉压,房室瓣开放,主动脉瓣关闭

37. 等容收缩期

38. 射血期

39. 等容舒张期

40. 充盈期

第四章 呼 吸

学习目标

1. 掌握:肺通气的原理;肺容量、肺通气量的概念及呼吸中枢。
2. 熟悉:气体的交换和运输。
3. 了解:呼吸运动的反射性调节。

人体不断地摄入 O_2,排出 CO_2,这种机体组织与外界环境之间的气体交换过程称为呼吸。呼吸是机体最基本的生命活动之一,呼吸一旦停止,生命便将终止。

呼吸过程分为三个相互衔接且同时进行的环节(图 4-1):①外呼吸,包括肺通气(肺与外界环境之间的气体交换)和肺换气(肺泡与毛细血管血液之间的气体交换);②气体在血液中的运输;③内呼吸,又称组织换气,指血液与组织细胞之间的气体交换。

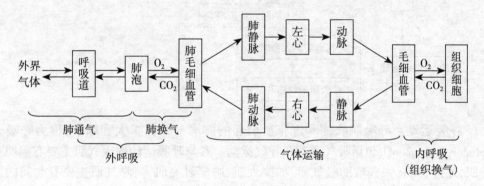

图 4-1 呼吸全过程示意图

第一节 肺 通 气

 案例

张某在海边游泳玩耍,不幸溺水。救生员将其救起后发现张某呼吸困难,嘴唇和指甲呈蓝色,嘴唇和口鼻四周有泡沫,处于昏迷状态,立即为其做胸外按压和口对口人工呼吸,经过努力,张某终于脱离险境,转危为安。

请问:1. 张某为什么会出现呼吸困难?
　　　2. 临床上人工呼吸的原理是什么?

机体通过呼吸道、肺泡、胸廓和胸膜腔等器官实现肺通气。呼吸道是气体进出肺泡的通道,对吸入的气体具有加温加湿、过滤清洁以及引起防御反射等保护作用;肺泡是肺换气的主要场所;胸廓的节律性呼吸运动是实现肺通气的动力来源;胸膜腔是连接肺和胸廓的重要结构,使肺能在呼吸过程中随胸廓的运动而舒缩。

一、肺通气的原理

气体进出肺取决于推动气体流动的动力和阻止气体流动的阻力的相互作用。

(一) 肺通气的动力

机体每一个肺泡都通过呼吸道与外界大气直接相通,当大气压高于肺内压时,外界新鲜空气便进入肺内;而当肺内压高于大气压时,肺内气体便通过呼吸道排出体外。肺通气的直接动力是肺内压与大气

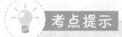

考点提示

肺通气的动力

压之间的压力差。在呼吸运动中,呼吸肌的收缩和舒张引起胸廓的扩大和缩小,从而牵引着肺扩张和缩小,使肺容积变化导致肺内压变化,进而使肺泡与大气压之间形成压力差,从而使气体进出肺。可见呼吸肌收缩和舒张引起的节律性呼吸运动则是肺通气的原动力。

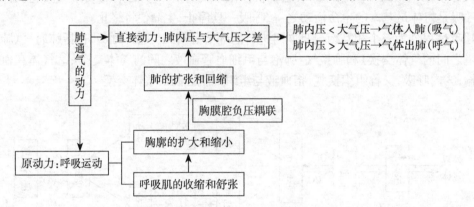

1. 呼吸运动 呼吸肌收缩和舒张所引起的胸廓节律性扩大和缩小,称为呼吸运动(respiratory movement),包括吸气运动和呼气运动。参与呼吸运动的吸气肌主要有膈肌和肋间外肌,此外,还有一些辅助吸气肌,如胸大肌、胸锁乳突肌等;呼气肌主要有肋间内肌和腹肌。

(1) 平静呼吸和用力呼吸:安静状态下的呼吸运动称为平静呼吸(eqpnea)。正常成人呼吸频率为 12~18 次 / 分,主要由膈肌和肋间外肌的收缩和舒张来完成。平静吸气时,膈肌收缩,膈顶下移,使胸廓的上下径增大;同时肋间外肌收缩,使胸骨和肋骨上举,肋弓外展,故胸廓前后径增大、左右径也略增大。由于膈肌和肋间外肌的收缩使胸廓扩大,肺也随着扩张,肺容积增大,肺内压降低,低于大气压,外界新鲜空气进入肺内,完成吸气过程。平静呼气时,肋间外肌和膈肌舒张,肋骨、胸骨和膈顶均回位,从而使胸廓和肺容积缩小,肺内压升高,高于大气压,肺内气体排出,完成呼气过程。平静呼吸时,膈肌的收缩和舒张引起胸腔容积的变化占肺通气总量的 4/5,在肺通气中起主要作用。平静呼吸时吸气是由呼吸肌收缩引起,是主动过程;呼气是由呼吸肌舒张引起的,为被动过程。

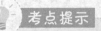

考点提示

呼吸运动过程

机体在运动或劳动时,呼吸运动加深加快,称为

用力呼吸（labored breathing）。用力吸气时，除肋间外肌和膈肌加强收缩外，也有辅助吸气肌（如胸锁乳突肌、胸大肌等）参与收缩，使胸廓进一步扩大，胸廓和肺容积明显增大，肺内压大幅度下降，从而吸入大量气体；用力呼气时，除肋间外肌和膈肌舒张外，也有呼气肌（肋间内肌和腹肌）参与收缩，使胸廓进一步缩小，胸廓和肺容积明显减小，肺内压大幅度升高，从而呼出大量气体。因此，用力吸气和用力呼气均为主动过程。临床上，在某些病理情况下，患者即使用力呼吸，仍不能满足人体需要，会出现呼吸加深、加快及鼻翼扇动，同时还产生胸部困压喘不过气的感觉，称为呼吸困难。

（2）腹式呼吸和胸式呼吸：腹式呼吸（abdominal breating）是指以膈肌收缩和舒张活动为主，造成腹壁起伏明显的呼吸运动。胸式呼吸（thoracic breating）是指以肋间外肌收缩和舒张活动为主，造成胸壁起伏明显的呼吸运动。临床上，胸廓有病变的患者如胸膜炎，胸廓运动受限，常呈腹式呼吸；腹腔有巨大肿块或严重腹水患者，膈的升降受限，多呈胸式呼吸。婴儿胸廓尚不发达，也以腹式呼吸为主。妊娠晚期妇女，膈升降运动受限，以胸式呼吸为主。正常成人胸式呼吸和腹式呼吸同时存在，称为混合式呼吸。

2. 肺内压　肺内压是指肺泡内的压力，在呼吸运动过程中，肺内压随肺容积的变化而改变。平静吸气初，肺的容积增大，肺内压下降，低于大气压（1~2mmHg），外界空气进入肺泡。随着肺内气体的增加，肺内压升高，到吸气末时，肺内压等于大气压，气体停止流动，吸气停止；平静呼气初，肺的容积减小，肺内压升高，高于大气压（1~2mmHg），肺内气体排出体外。随着肺内气体的减少，肺内压下降，到呼气末时，肺内压等于大气压，呼气停止。由此可见，在呼吸运动过程中，肺内压的周期性变化是实现肺通气的直接动力。

 知识链接

人工呼吸

临床上抢救呼吸暂停患者时，可根据肺通气的原理，采取人工呼吸的急救办法，人为地建立肺内压与大气压之间的压力差来暂时维持肺通气，以纠正人体缺氧，促进自主呼吸的恢复。人工呼吸的方法很多，如简便易行的口对口人工呼吸、用人工呼吸机进行正压通气、节律性地举臂压背或挤压胸廓等。在实施人工呼吸时，应首先清除呼吸道的异物、痰液等，来保持呼吸道顺畅，否则，人工呼吸的操作对肺通气将是无效的。

3. 胸膜腔内压　胸膜腔是一密闭的潜在腔隙，其中没有气体只有少量浆液。浆液的存在不仅起润滑作用，减轻呼吸运动时两层胸膜间摩擦，而且由于液体分子的内聚力，使胸膜腔的脏层与壁层紧紧相贴，不易分开，从而保证肺可随胸廓的运动而舒缩。胸膜腔内的压力称为胸膜腔内压（intrapleural pressure）。可通过直接法，即用与检压计相连接的注射针头斜刺入胸膜腔测定；也可通过测定食管内压的变化来间接反映呼吸过程中胸膜腔内压力的变化（图4-2）。测量结果表明，正常成人平静呼吸过程中，胸膜腔内压始终低于大气压（即为负压），并随呼吸过程而发生周期性的波动。通常在平静呼吸时，吸气末胸膜腔内压为 –10~–5mmHg；呼气末为 –5~–3mmHg（图4-2）。最大吸气时，胸膜腔内压可达 –30mmHg；最大呼气时，胸膜腔内负压可减少到 –1mmHg。当用力吸气时，胸膜腔内压降至 –90mmHg；用力呼气时，胸膜腔内压可高于大气压，达到 110mmHg。

正常情况下，胸膜腔通过胸膜脏层受到两种方向相反的力的影响，一是使肺泡扩张的肺内压，二是使肺泡缩小的肺回缩力。胸膜腔内的压力是这两种方向相反力的代数和，即：

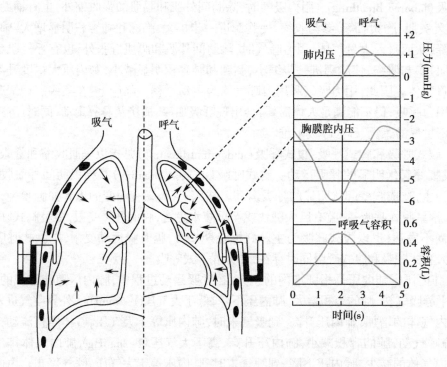

图 4-2 呼吸时,肺内压、胸膜腔内压及呼吸气量的变化

$$胸膜腔内压 = 肺内压 - 肺回缩力$$

在吸气末与呼气末,肺内压等于大气压,所以

$$胸膜腔内压 = 大气压 - 肺回缩力$$

若以大气压为零,则

$$胸膜腔内压 = - 肺回缩力$$

可见,胸膜腔负压实际上是由肺的回缩力所决定的,其值也随呼吸运动的变化而变化。吸气时,肺扩张,肺的弹性回缩力增大,胸膜腔负压增大;呼气时,肺缩小,肺的弹性回缩力减小,胸膜腔负压减小。

胸膜腔负压的存在有重要生理意义:①维持肺的扩张状态,并使肺能随胸廓的运动而扩张和回缩;②降低心房、腔静脉和胸导管内的压力,促进静脉血

考点提示

胸膜腔负压的生理意义

和淋巴液的回流。胸膜腔的密闭性是胸膜腔负压形成的前提条件,如胸膜腔受损,气体将顺压力差进入胸膜腔造成气胸。此时,胸膜腔负压将减小,甚至消失,肺因其回缩力而塌陷,致肺不张,这时尽管呼吸运动仍在进行,肺却不能随胸廓运动而张缩,从而影响肺通气功能。严重的气胸不仅影响肺通气功能,也影响循环功能,甚至危及生命。

(二) 肺通气的阻力

肺通气的阻力分为弹性阻力和非弹性阻力两类。前者约占通气总阻力的 70%,后者约占通气总阻力的 30%。临床上通气功能障碍大多是由于通气阻力增大所致。

1. 弹性阻力 弹性阻力是指弹性组织在外力作用下变形时所产生的对抗变形的力。肺和胸廓的弹性阻力难测定,常用顺应性来表示。顺应性是指在外力作用下,弹性物体扩张

的难易程度。容易扩张者,其顺应性大;不易扩张者,顺应性小,可见顺应性与弹性阻力成反变关系。肺通气的弹性阻力来自胸廓和肺,一般情况下主要来自肺。

肺的弹性阻力有两个来源:一是肺组织弹性纤维所产生的回缩力,约占肺弹性阻力的1/3;二是肺泡表面张力所产生的回缩力,约占肺弹性阻力的2/3。

(1)肺泡表面张力:在肺泡内表面有一薄层液体,由于液体分子间的相互吸引,从而产生了一种向心的力量,这就是肺泡表面张力,使肺泡表面积缩至最小。

肺泡表面活性物质(alveolar surfactant)由肺泡Ⅱ型细胞合成和分泌,是一种复杂的脂蛋白混合物,主要成分是二软脂酰卵磷脂(DPPC),分布在肺泡壁液体分子层表面,具有重要的生理意义:①减小吸气时的阻力,使肺容易扩张,保证肺通气的顺利进行;②避免肺毛细血管中液体渗入肺泡,防止肺水肿的形成;③稳定大小肺泡的容积。

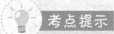

考点提示

肺泡表面活性物质的生理意义

 知识链接

新生儿呼吸窘迫综合征

在妊娠30周左右,胎儿肺泡Ⅱ型细胞开始分泌表面活性物质到肺泡表面,到分娩前达到高峰。故早产儿由于缺乏肺泡表面活性物质,表面张力增大,引起肺不张。临床表现为出生后不久,即出现进行性呼吸困难和呼吸衰竭。临床上可通过抽取羊水检查其表面活性物质的含量,来诊断这种疾病发生的可能性,以采取相应措施加以预防。如果缺乏此物质,可通过延长妊娠时间使肺泡Ⅱ型上皮细胞发育成熟,或者用药物(糖皮质激素)来促进其合成。出生后可给予外源性表面活性物质进行替代治疗。

(2)肺的弹性回缩力:主要是由于弹性纤维产生的,肺扩张时,弹性纤维会产生回缩力。在一定范围内,肺被扩张的越大,弹性回缩力越大,肺弹性阻力也越大;反之,就越小。

2. 非弹性阻力 包括气道阻力、惯性阻力和黏滞阻力,其中气道阻力占非弹性阻力的80%~90%,惯性阻力和黏滞阻力占比较小。

气道阻力是指气体进出呼吸道时所产生的摩擦力,其大小与呼吸道口径、气流速度和气流形式有关,但主要取决于呼吸道口径,气道阻力与呼吸道半径的4次方成反比。

呼吸道平滑肌受自主神经支配,如副交感神经兴奋,使平滑肌收缩,阻力增大;交感神经则使之舒张,阻力变小。临床上支气管哮喘患者发作时,因支气管平滑肌痉挛,气道阻力明显增大,表现为呼吸困难,可用支气管解痉药物缓解。

二、肺容量与肺通气量

肺容量和肺通气量是衡量肺通气功能的指标。在不同状态下,气体量有所不同。

(一)肺容量

肺容量是指肺所容纳的气体量。在呼吸运动周期中,肺容量随着出入肺的气体量而变化。(图4-3)

1. 潮气量 每次呼吸时吸入或呼出的气体量称潮气量(tidal volume,TV)。正常成人平静呼吸时的潮气量为400~600ml。运动时,潮气量增大,最大可达肺活量大小。

2. 补吸气量 平静吸气末,再尽力吸气所能吸入的气体量称为补吸气量(inspiratory

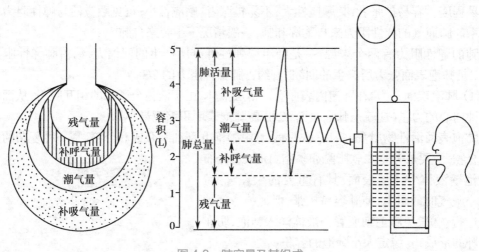

图 4-3 肺容量及其组成

reserve volume，IRV)。正常成人约为 1500~2000ml。

3. 补呼气量 平静呼气末，再尽力呼气所能呼出的气体量称为补呼气量(espiratory reserve volume，ERV)。正常成人约为 900~1200ml。

4. 残气量和功能残气量 最大呼气末，肺内剩余的气体量称为残气量(residual Volume，RV)，正常成人约为 1000~1500ml。支气管哮喘和肺气肿患者，因呼吸困难而残气量增大。平静呼气末，肺内存有的气体量称为功能残气量(functional residualCapacity，FRC)，即残气量与补呼气量之和，正常成人约为 2500ml。肺气肿患者功能残气量增多，而肺实质病变患者功能残气量减少。

5. 肺活量和用力呼气量 尽力吸气后，从肺内呼出的最大气体量称为肺活量(vitalcapacity，VC)，它是潮气量、补吸气量与补呼气量之和。正常成年男性约为 3500ml，女性约为 2500ml。肺活量的大小反映一次呼吸时肺所能达到的最大通气量，可作为肺通气功能的指标之一。但测定时没有时间限制，临床通气功能有障碍的患者，可通过延长呼气时间，使肺活量仍能达到正常范围，所以肺活量不能完全反映肺通气功能的状况。

用力呼气量又称时间肺活量(timed vital capacity，TVC)，是指用最大能力吸气后，再用力以最快速度呼气，测定一定时间内所能呼出的气体量占肺活量的百分数。正常成人第 1、2、3 秒末分别呼出 83%、96%、99%，其中第一秒末的时间肺活量意义最大，低于 60% 属于不正常。用力呼气量可作为评价肺通气功能的较好指标。临床上肺组织弹性回缩力降低或呼吸道阻力增大的患者，如肺气肿、支气管哮喘等第 1s、2s、3s 末的用力呼气量明显降低。

考点提示

肺活量和时间肺活量

6. 肺总量 肺所能容纳的最大气体量称为肺总量(total lung Capacity，TLC)。它是肺活量和残气量之和，其大小因性别、年龄、身材、运动锻炼和体位而差异较大，正常成人男性约为 5000ml，女性约为 3500ml。

(二)肺通气量和肺泡通气量

1. 肺通气量 指每分钟吸入或呼出的气体总量，是潮气量与呼吸频率的乘积。

肺通气量 = 潮气量 × 呼吸频率(次 / 分)

正常成人平静呼吸时潮气量约为 0.5L,呼吸频率约为每分钟 12~18 次,则肺通气量约为 6.0~9.0L。肺通气量随性别、年龄、身材和活动量的不同而有所差异。机体劳动或运动时,肺通气量增大。最大通气量指尽力做深快呼吸时,每分钟所能吸入或呼出的最大的气体量,一般可达 150L,它反映单位时间内充分发挥全部通气能力所能达到的通气量,是评价一个人能进行多大运动量的一项重要生理指标。

2. 无效腔与肺泡通气量　每次吸入的气体,一部分将留在鼻或口到终末细支气管之间的呼吸道内,这部分气体不能参与气体交换,称为解剖无效腔(anatomical dead space),其容积约为 150ml。进入肺泡内的气体,由于血流在肺内分布不均而未能参与气体交换,这部分肺泡容量称为肺泡无效腔(physiological dead space)。解剖无效腔与肺泡无效腔合称生理无效腔。健康人平卧时,生理无效腔等于或接近于解剖无效腔。

由于无效腔的存在,肺通气量中有一部分气体不能进行气体交换,所以肺通气量并不等于能与血液进行气体交换的气体量。因此,为了计算真正有效的气体交换,应以肺泡通气量为准。肺泡通气量(alveolar ventilation)是指每分钟进入肺泡且能有效与血液进行气体交换的气体量。其计算公式为:

$$肺泡通气量 =(潮气量 - 无效腔气量)× 呼吸频率$$

由于解剖无效腔的容积是个常数,所以肺泡通气量主要受潮气量和呼吸频率的影响。当呼吸深度和频率改变时对肺通气量和肺泡通气量影响不同(表4-1)。

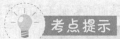

考点提示

肺通气量和肺泡通气量的概念

表 4-1　不同呼吸频率和潮气量时的通气量

呼吸频率 (次/分)	潮气量 (ml)	每分通气量 (ml/min)	肺泡通气量 (ml/min)
16	500	8000	5600
8	1000	8000	6800
32	250	8000	3200

由此可见,深而慢的呼吸比浅而快的呼吸换气效率高。

第二节　气体交换与运输

 案例

门房张大爷,65 岁,一人单住,每日清晨都会早起开门锻炼身体,冬天天气寒冷,用煤球生火取暖。一日,小王没看见张大爷早起锻炼,发现大门紧锁,敲门也未见答应,从门缝里闻见微弱刺激气味。破门而入,发现满屋充满煤气味,而张大爷已呼吸停止。事有蹊跷报案,经法医鉴定为急性 CO 中毒,张大爷因缺氧而致死亡。

请问:1. 张大爷为什么会缺氧?

2. O_2 在血液中是怎样运输的?

一、气体交换

气体的交换包括肺换气和组织换气。

(一) 气体交换的动力

膜两侧的分压差是气体交换的动力。气体总是从分压高处向分压低处扩散。安静状态下，O_2 和 CO_2 在肺泡气、血液和组织中的分压见表 4-2。

表 4-2 肺泡气、血液和组织中 O_2 和 CO_2 的分压(mmHg)

	肺泡	静脉血	动脉血	组织
PO_2	104	40	100	30
PCO_2	40	46	40	50

(二) 气体交换的过程

1. 肺换气 如表 4-2 所示，肺泡的 PO_2 (104mmHg) 大于静脉血的 PO_2(40mmHg)，肺泡的 PCO_2(40mmHg) 小于静脉血的 PCO_2(46mmHg)。故静脉血流经肺毛细血管时，在分压差的作用下，O_2 由肺泡向血液扩散，CO_2 则由血液向肺泡扩散，进行气体交换，从而静脉血变为动脉血(图 4-4)。实际上，O_2 和 CO_2 在血液和肺泡间的扩散速度非常快，不到 0.3 秒即可达到平衡。通常血液流经肺毛细血管的时间约为 0.7 秒，因此，当血液流经肺血管全长约 1/3 时，已基本完成肺换气过程，这也说明肺换气有很大贮备能力。

2. 组织换气 细胞在代谢过程中不断消耗 O_2，同时产生 CO_2，故组织内 PO_2 (30mmHg) 较动脉血中 PO_2(100mmHg) 低，而 PCO_2(50mmHg) 较动脉血 PCO_2(40mmHg) 高(表 4-2)。所以当动脉血流经组织时，在分压差的作用下，O_2 由血液向组织细胞扩散，CO_2 则由组织细胞向血液扩散，结果使动脉血变成静脉血(图 4-4)。

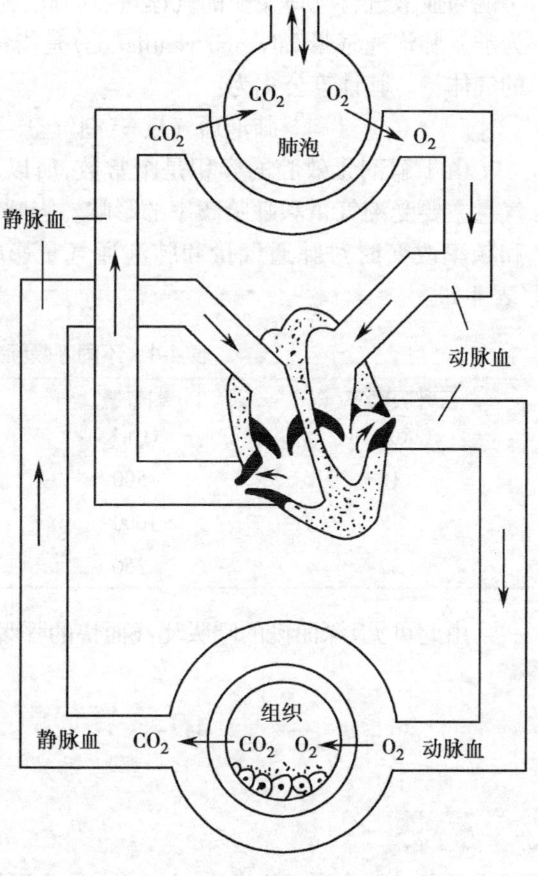

当静脉血流经肺部时，不断获得 O_2 释放出 CO_2，从而变为动脉血；而当动脉血流经组织时，则不断释放出 O_2 接受 CO_2，从而变为静脉血。

图 4-4 肺换气和组织换气示意图

(三) 影响肺换气的因素

1. 呼吸膜的厚度和面积 在肺部肺泡气与血液气体进行交换必须通过呼吸膜。呼吸膜有 6 层结构(图 4-5)，这 6 层结构总厚度不到 $1\mu m$，有的部位仅 $0.2\mu m$，故通透性很大，气体很容易通过。正常人肺约 3 亿多个肺泡，扩散总面积 $70m^2$。安静时能进行交换的面积约为 $40m^2$，运动时扩散面积可增多达 $70m^2$。

气体扩散速率与呼吸膜厚度成反比,与呼吸膜面积成正比。呼吸膜越厚,气体交换的量越少,呼吸膜的面积越大,气体交换的量就越多。病理情况下,当呼吸膜厚度增加(如肺炎、肺纤维化、肺水肿等)或呼吸膜面积减小(如肺不张、肺气肿、肺实变等)时,导致气体交换效率减小。

2. 通气 / 血流比值 由于肺换气是发生在肺泡与血液之间,要达到高效率气体交换,肺泡既要有充足通气量,又要有足够的血液量供给,它们之间应有一个适当的比值,即通气 / 血流比值。每分肺泡通气量与每分肺血流量的比值,称为通气 / 血流比值(ventilation/perfusion ratio)。正常成人安静时,每分肺泡通气量约为 4.2L,每分肺血流量约为 5L,通气 / 血流比值为 0.84,此时,通气量和血流量的比例最适当,肺换气效率最高。当比值 >0.84,意味着通气过剩,血流相对不足,有部分肺泡气体未能与血液气体进行充分交换,致使肺泡无效腔增大;当比值 < 0.84,则意味着通气不足,血流相对过多,部分血液流经通气不良的肺泡,混合静脉血中的气体未得到充分更新,没有变成动脉血就流回心脏,形成了功能性动 - 静脉短路。因此,比值增大或减小,均可使肺换气效率降低,气体交换的量减少,导致机体缺 O_2 和 CO_2 潴留。

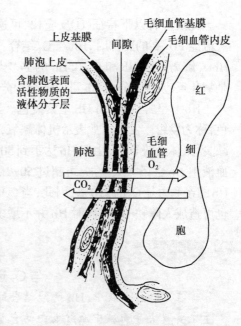

图 4-5 呼吸膜结构示意图

考点提示

通气 / 血流比值

二、气体在血液中的运输

在呼吸过程中,肺换气和组织换气之间的联系,是通过血液运输 O_2 和 CO_2 来完成的。O_2 和 CO_2 都是以物理溶解和化学结合两种形式存在于血液中,但以化学结合形式为主(表 4-3)。

表 4-3 血液中 O_2 和 CO_2 的含量(ml/100ml 血液)

	动脉血			静脉血		
	物理溶解	化学结合	合计	物理溶解	化学结合	合计
O_2	0.31	20.0	20.31	0.11	15.2	15.31
CO_2	2.53	46.4	48.93	2.91	50.0	52.91

虽然物理溶解量都很少,但很重要,因为气体必须先溶解于血液才能实现化学结合,而结合的气体,也必须先解离为溶解物,才能溢出血液。二者之间处于动态平衡。

(一)O_2 的运输

1. 物理溶解 O_2 在血液中溶解的量很少,每 100ml 血液中仅溶解 0.3ml,占血液运输 O_2 总量的 1.5%。

2. 化学结合 血液中的 O_2 主要以氧合血红蛋白(HbO_2)形式来运输。

$$Hb+O_2 \xrightarrow[PO_2 \text{低(组织)}]{PO_2 \text{高(肺部)}} HbO_2$$

此反应有以下特征：①反应快，可逆，不需酶的催化，反应方向取决于 PO_2 的高低，当血液流经 PO_2 高的肺部时，Hb 与 O_2 结合，形成 HbO_2，将 O_2 运走；当血液流经 PO_2 低的组织时，HbO_2 解离形成 Hb 和 O_2；②Hb 的 Fe^{2+} 与 O_2 结合后仍是 Fe^{2+}，因此该反应为氧合反应，而不是氧化反应；③1 分子 Hb 可以结合 4 分子 O_2。

HbO_2 呈鲜红色，而 Hb 呈紫蓝色。当血液中 Hb 含量达 50g/L 以上时，皮肤、黏膜呈暗紫色，称为发绀。发绀通常表示机体缺氧，但也有例外。如贫血患者，因其血液中 Hb 含量大幅减少，人体虽缺 O_2，但由于 Hb 达不到 50g/L，也不出现发绀；反之，高原性红细胞增多症患者，血液中 Hb 含量大大增加，可超过 50g/L，人体即使不缺 O_2，也可出现发绀。此外，由于 CO 与 Hb 的亲和力是 O_2 的 210 倍，因此，当 CO 中毒时，大量形成 HbCO，使 Hb 失去结合 CO 的能力，也可造成人体缺 O_2，但此时 Hb 并不增多，患者可不出现发绀，而是出现特有的樱桃红色。

 知识链接

与 O_2 运输有关的几个概念

在 100ml 血液中，Hb 所能结合的最大 O_2 量称为血红蛋白氧容量，血红蛋白氧容量主要取决于血液中血红蛋白的含量，以血液中血红蛋白的含量为 150g/L 计算，血氧容量为 $150×1.24=204ml/L$。Hb 实际结合得 O_2 量称为血红蛋白氧含量，血氧含量取决于血 PO_2。通常情况下动脉血 PO_2 较高，血氧含量约为 194ml/L；静脉血 PO_2 较低，血氧含量只有 144ml/L。Hb 氧含量与氧容量的百分比称为血红蛋白氧饱和度，简称为氧饱和度。动脉血氧饱和度约为 98%，静脉血氧饱和度约为 75%。

（二）CO_2 的运输

1. **物理溶解** 血液中物理溶解的 CO_2 约占 CO_2 总运输量的 5%。

2. **化学结合** 化学结合的占 95%，其中的 88% 形成碳酸氢盐，另外还有 7% 结合成氨基甲酸血红蛋白。

（1）碳酸氢盐：CO_2 从组织扩散进入血液后，大部分进入红细胞内，在碳酸酐酶作用下，CO_2 迅速与 H_2O 生成 H_2CO_3，H_2CO_3 又解离为 HCO_3^- 和 H^+，反应迅速、可逆。

$$CO_2+H_2O \xrightarrow{\text{碳酸酐酶}} H_2CO_3 \rightleftharpoons HCO_3^-+H^+$$

此反应中产生的 HCO_3^- 大部分顺浓度梯度扩散进入血浆形成 $NaHCO_3$，少部分形成 $KHCO_3$。由于 HCO_3^- 进入血浆使红细胞内负离子减少，为保持电荷平衡，于是 Cl^- 由血浆扩散进入红细胞内，这一现象称为氯转移。这样，HCO_3^- 便不会在红细胞内堆积，有利于 CO_2 的运输。上述反应中产生的 H^+ 大部分与 Hb 结合而被缓冲。在肺部，反应则向相反方向进行（图 4-6）。

（2）氨基甲酸血红蛋白：进入

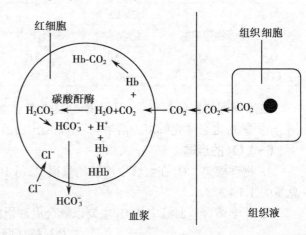

图 4-6 CO_2 在血液中的运输示意图

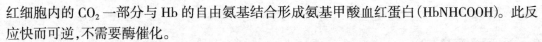

红细胞内的 CO_2 一部分与 Hb 的自由氨基结合形成氨基甲酸血红蛋白（HbNHCOOH）。此反应快而可逆，不需要酶催化。

$$HbNH_2O_2+H^++CO_2 \xrightarrow[\text{肺部}]{\text{组织}} HHbNHCOOH+O_2$$

第三节 呼吸运动的调节

小赵一行四人登山游玩，不亦乐乎。忽然间天空乌云密布下起大雨，赶紧找地方避雨。大雨过后，浑身湿透了，在一封闭空间里升火取暖。围着火堆大家有说有笑，好暖和。只是大家都你看看我，我看看你，怎么呼吸变急促了呢？

请问：1. 为什么会出现呼吸的变化？

2. 呼吸调节的基本中枢在哪里？

呼吸运动是由呼吸肌舒缩活动完成的一种节律性运动。当体内外环境因素变化引起人体代谢水平发生改变时，呼吸节律会自动随之改变，从而使肺通气量与人体代谢水平相适应。呼吸运动的这种适应性变化都是通过神经系统的调节而实现的。

一、呼吸中枢

呼吸中枢（respiratory center）是指中枢神经系统内产生和调节呼吸运动的神经细胞群。分布在大脑皮层、间脑、脑桥、延髓和脊髓等部位，在呼吸节律的产生和调节中发挥不同作用。正常的呼吸运动是在各级呼吸中枢的相互配合下进行的。

1. 脊髓 脊髓中有支配呼吸肌的运动神经元，它们位于第 3~5 颈段（支配膈肌）和胸段（支配肋间肌和腹肌等）脊髓的前角。动物实验中，在延髓和脊髓之间横断，呼吸立即停止，说明呼吸节律不是由脊髓产生的，它只是联系上位脑与呼吸肌的中继站和整合某些呼吸反射的初级中枢。

2. 延髓 在延髓中存在支配呼吸运动的两组神经元。一组主要集中在延髓的背内侧，兴奋时产生吸气；另一组主要集中在延髓的腹侧，兴奋时产生呼气。故两者分别被称为吸气中枢和呼气中枢。动物实验中，在延髓和脑桥之间横切，即保留延髓和脊髓时，呼吸运动仍能进行，但其节律不规整，说明延髓是呼吸运动的发源地，是产生节律性呼吸运动的基本中枢。

> **考点提示**
>
> 呼吸节律的基本中枢

3. 脑桥 脑桥内呼吸神经元相对集中，主要为吸气 - 呼气神经元，它们与延髓呼吸神经元之间有广泛的双向联系。动物实验中，在脑桥上、中部之间横切，呼吸将变慢变深。如在脑桥和延髓之间横切时，呼吸不规则呈喘息样，不能满足机体的需要。这一结果说明，脑桥中有调整延髓呼吸神经元活动的结构，其主要作用是抑制吸气，促使吸气向呼气转化，因此称为呼吸调整中枢。

4. 大脑皮层 呼吸运动在一定范围内可随意进行，并能按自身主观意志，在一定限度内停止呼吸或用力加快呼吸，这些都是在大脑皮层严密控制和协调下完成的，例如说话、唱歌、哭笑等。

知识链接

呼吸节律的形成

自主呼吸节律是如何形成的，一直是呼吸生理研究的课题之一。关于呼吸节律形成的机制有许多假说，目前最广为接受的是局部神经元回路反馈控制假说。该假说认为，在延髓有一个中枢吸气活动发生器和由多种呼吸神经元构成的吸气切断机制。当中枢吸气活动发生器自发的兴奋时，其冲动沿轴突传出至脊髓吸气运动神经元，引起吸气动作。与此同时，吸气活动发生器的兴奋也可通过三条途径启动吸气切断机制：①加强脑桥呼吸调整中枢的活动；②增加肺牵张感受器的传入冲动；③直接兴奋吸气切断机制。当吸气切断机制被激活后，以负反馈形式，终止中枢吸气活动发生器的活动，从而使吸气停止转化为被动呼气。

二、呼吸运动的反射性调节

中枢神经系统接受各种感受器的传入冲动，实现对呼吸运动调节的过程，称为呼吸的反射性调节，主要包括化学感受性反射、肺牵张反射和防御性呼吸反射。

（一）化学感受性呼吸反射

机体通过呼吸运动来调节血液中 PO_2、PCO_2 和 H^+ 浓度的变化，而当这些因素变化时又通过化学感受性反射调节呼吸运动，从而维持血液中 PO_2、PCO_2 和 H^+ 浓度的相对稳定。

化学感受器有两种：一类是外周化学感受器（peripheral chemoreceptor），位于颈动脉体和主动脉体，在动脉血中 PO_2 降低、PCO_2 升高或 H^+ 浓度升高时受到刺激，经窦神经和迷走神经传入延髓呼吸中枢，反射性使呼吸运动加强；另一类是中枢化学感受器（central chemoreceptor），位于延髓腹外侧浅表部位，感受脑脊液中 H^+ 浓度变化。

1. CO_2 对呼吸运动的调节　CO_2 是调节呼吸运动的最重要生理刺激因素。事实证明，血液中维持一定浓度的 CO_2，是进行正常呼吸运动的重要条件。人如过度通气，可发生呼吸暂停。适当地增加吸入气中 CO_2 浓度，可使呼吸增强。如当吸入气中 CO_2 增加时，肺泡中的 PCO_2 升高，动脉血中 PCO_2 也随之升高，可使呼吸加深加快，肺通气量增加，进而使 CO_2 排出增加，肺泡气和动脉血 PCO_2 可重新接近正常水平。但当吸入气 CO_2 含量超过一定水平时，肺泡及血液中 PCO_2 显著升高，肺通气量不能相应增加，使 CO_2 积聚过多，则抑制呼吸中枢，引起呼吸困难、头痛、头昏，甚至昏迷。

CO_2 刺激呼吸中枢，使呼吸加深加快，肺通气量增加，是通过中枢化学感受器和外周化学感受器两条途径实现的，以中枢途径为主。当血液中 PCO_2 升高后，可迅速通过血 - 脑屏障进入脑脊液中，与 H_2O 反应生成 H_2CO_3，然后解离出 H^+，刺激中枢化学感受器而兴奋呼吸中枢。

2. 低氧对呼吸运动的调节　当吸入气中 PO_2 降低时，动脉血中 PO_2 即下降，因而呼吸加深加快，肺通气量增加。低氧对呼吸运动的兴奋作用完全是通过外周化学感受器实现的，而其对呼吸中枢的直接作用是抑制。在轻度缺氧时，通过刺激外周化学感受器对呼吸中枢的兴奋作用可抵抗其对呼吸中枢的直接抑制作用，表现为呼吸兴奋。但严重缺氧时，对外周化学感受器的刺激作用对抗不了其对呼吸中枢的直接抑制作用，表现为呼吸减弱，甚至停止。

3. H⁺对呼吸运动的调节 当动脉血中 H⁺浓度升高时,呼吸加深加快,肺通气量增加;H⁺浓度降低时,呼吸抑制,肺通气量降低。对呼吸运动的调节主要是通过刺激外周化学感受器实现的,这是由于 H⁺不易通过血 - 脑屏障,从而限制了它对中枢化学感受器的作用。

考点提示

血液中 PCO_2、低 O_2、H^+ 对呼吸的调节

(二) 肺牵张反射

由肺的扩张和收缩所引起的反射性呼吸调节,称为肺牵张反射(pulmonary stretch refiex)。

肺牵张反射过程如下:吸气时肺扩张,牵拉刺激了支气管和细支气管平滑肌的肺牵张感受器,冲动经迷走神经传入延髓,使吸气停止转为呼气。此反射的生理意义在于加速吸气向呼气的转换,使呼吸频率加快。动物实验中,切断双侧迷走神经后,动物吸气过程延长,呼吸变得深而慢。正常成人在平静呼吸时,肺牵张反射并不发挥调节作用。但在肺炎、肺水肿、肺充血等病理情况下,由于肺的顺应性降低,肺不易扩张,吸气时对牵张感受器的刺激作用增强,迷走神经的传入冲动增加,可引起该反射,使呼吸变快变浅。

(三) 防御性呼吸反射

防御性呼吸反射是指当呼吸道受到机械性或化学性刺激时,可兴奋分布于呼吸道黏膜上皮内的感受器,引起一些对人体有保护作用的呼吸反射如喷嚏反射、咳嗽反射等,以清除刺激物,避免进入肺泡。

 本章小结

1. 肺通气的原动力是呼吸运动,直接动力是肺泡与外界环境之间的压力差。

2. 胸膜腔内负压的生理意义是:①维持肺的扩张状态,并使肺能随胸廓的运动而扩张和回缩;②降低心房、腔静脉和胸导管内的压力,促进静脉血和淋巴液的回流。

3. 肺活量反映肺一次通气的最大能力,时间肺活量可作为评价肺通气功能的动态指标。

4. 气体交换包括肺换气和组织换气。通气 / 血流比值为 0.84 时,肺换气效率最好。

5. 呼吸节律的基本中枢在延髓;呼吸调整中枢在脑桥;呼吸调节最基本反射是化学感受性呼吸反射。

(孟 娟)

目标测试

A 型题

1. 肺通气的直接动力是
   A. 肺内压与胸膜腔内压之差
   B. 肺内压与大气压之差
   C. 肺内压与气道阻力之差
   D. 胸膜腔内压与大气压之差
   E. 胸膜腔内压与肺内压之差

2. 平静呼吸的特点是
   A. 吸气是主动的、呼气是被动的
   B. 吸气是被动的、呼气是主动的

  C. 吸气与呼气都是主动的

  D. 吸气与呼气都是被动的

  E. 吸气有时是主动的、有时是被动的

3. 胸膜腔内压等于

  A. 大气压 + 肺的回缩力   B. 大气压 - 肺的回缩力

  C. 大气压 + 肺内压   D. 大气压 - 肺内压

  E. 大气压 - 气道阻力

4. 肺总量等于

  A. 潮气量 + 肺活量   B. 肺活量 + 残气量

  C. 肺活量 + 功能残气量   D. 补吸气量 + 潮气量 + 补呼气量

  E. 深吸气量 + 补吸气量

5. 正常情况下,肺通气的阻力主要来自

  A. 惯性阻力   B. 气道阻力   C. 黏滞阻力

  D. 肺回缩力   E. 肺泡表面张力

6. 肺泡表面活性物质减少将导致

  A. 吸气阻力增大   B. 肺弹性阻力减小   C. 肺顺应性增大

  D. 肺泡表面张力降低   E. 肺容易扩张

7. 肺通气 / 血流比值增大,意味着

  A. 形成解剖无效腔   B. 形成肺泡无效腔

  C. 形成解剖性动 - 静脉短路   D. 形成功能性动 - 静脉短路

  E. 肺换气效率增加

8. 决定体内气体交换方向的因素是

  A. 气体分压差   B. 气体溶解度   C. 气体分子量

  D. 气道的阻力   E. 血氧饱和度

9. 肺换气的动力是

  A. 节律性呼吸运动   B. 呼吸膜两侧气体分压差

  C. 肺内压与外界大气压之差   D. 肺内压与胸膜腔内压之差

  E. 气体分压差

10. 呼吸的基本中枢位于

  A. 脊髓   B. 延髓   C. 脑桥

  D. 中脑   E. 大脑

11. 生理情况下,血液中调节呼吸运动最主要的因素是

  A. OH^- B. H^+ C. O_2

  D. CO_2 E. $NaHCO_3$

12. 动脉血 PCO_2 升高对呼吸的兴奋作用主要是通过下列哪条途径实现的

  A. 直接刺激呼吸中枢   B. 刺激外周化学感受器

  C. 刺激中枢化学感受器   D. 刺激颈动脉窦压力感受器

  E. 直接兴奋呼吸肌

13. 切断家兔颈部双侧迷走神经后,呼吸运动

  A. 变深变快   B. 变浅变快   C. 变浅变慢

D. 变深变慢　　　　　E. 呼吸时相缩短

B1 型题

(14~15 题共用备选答案)

A. 肺泡壁Ⅰ型细胞分泌的一种活性物质

B. 肺泡壁Ⅱ型细胞分泌的一种活性物质

C. 降低肺泡内壁的表面张力防止肺萎缩

D. 降低肺泡内壁的表面张力防止肺扩张

E. 增强肺泡内壁的表面张力防止肺扩张

14. 肺泡表面活性物质是指

15. 肺泡表面活性物质的作用是

(16~17 题共用备选答案)

A. 潮气量　　　　　　B. 肺活量　　　　　　C. 时间肺活量

D. 通气／血流比值　　E. 肺扩散容量

16. 测定肺换气效率的较好指标是

17. 测定肺通气功能的较好指标是

(18~20 题共用备选答案)

A. Hb 结合氧的最大量　　　　B. 氧含量占氧容量的百分比

C. Hb 实际结合的氧气量　　　　D. 氧扩散的总量

E. 氧溶解在血浆中的量

18. 血氧含量指

19. 血氧容量指

20. 血氧饱和度指

第五章 消化与吸收

学习目标

1. 掌握:胃及小肠内的消化;吸收的主要部位。
2. 熟悉:口腔内消化;主要营养物质的吸收;消化器官的神经调节。
3. 了解:大肠的功能;消化器官的体液调节。

消化是指食物在消化管内被分解为小分子物质的过程。吸收是指消化后的小分子物质以及无机盐、维生素和水透过消化管黏膜,进入血液或淋巴的过程。食物中的营养物质包括蛋白质、糖类、脂肪、水、无机盐和维生素等,其中水、无机盐和大部分维生素可以直接吸收利用,而蛋白质、糖类和脂肪结构复杂,必须经消化分解为小分子物质后才能吸收进入到血液循环,供机体利用。

第一节 消化管各段的消化功能

案例

小李家在山区,食物以馒头类面食为主。但小李一家人相亲相爱,吃着馒头也觉甜蜜和快乐。前天,小李家远方亲戚请他们到县城吃了自助大餐,看着从没吃过的美食,小李一个不落得尝了个遍,妈妈担心如此丰盛的大餐胃肠是否吃得消。

请问:1. 馒头嚼着真的有甜味吗? 为什么?
2. 吃的面食、肉类等到我们体内会变成什么呢?

消化有两种方式:一是机械性消化(mechanical digestion),通过消化道平滑肌的舒缩活动,将食物切割磨碎,使之与消化液充分混合,并向消化管远端推送的过程;二是化学性消化(chemical digestion),通过消化液中消化酶的作用,将食物中大分子物质分解为可被吸收的小分子物质的过程。

在整个消化过程中,机械性消化和化学性消化同时进行,相互配合地完成对食物的消化作用。

一、口腔内消化

消化过程是从口腔内开始的,食物在口腔内停留的时间很短,一般只有15~20秒。食物在口腔被咀嚼磨碎并和唾液混合,变成食团,而便于吞咽。由于唾液中淀粉酶的作用,食物中的淀粉发生分解。

1. 唾液的成分及作用　人的口腔内有三对大唾液腺:腮腺、下颌下腺和舌下腺,还有散在的小唾液腺,唾液就是由这些大唾液腺和小唾液腺分泌的混合液。

唾液是无色无味近中性(pH6.6~7.1)的低渗液体,正常人每日分泌量为 1.0~1.5L。唾液中水分约为99%,无机物有钠、钾、钙等,有机物主要有黏蛋白,唾液淀粉酶和溶菌酶等。其生理作用是:①湿润和溶解食物,使食物易于吞咽;②帮助产生味觉;③清洁和保护口腔,唾液中的溶菌酶具有杀菌作用;④初步消化作用,唾液中的淀粉酶使少量淀粉分解为麦芽糖;⑤还有排泄功能,进入体内的重金属、氰化物等可随唾液排出。

2. 咀嚼　咀嚼是咀嚼肌顺序收缩所组成的复杂的反射性动作。它的作用是将进入口腔的食物简单切割磨碎,并与唾液充分混合形成食团,便于吞咽。咀嚼不仅对口腔内消化有重要意义,也为以后的消化过程提供了有利的条件。

3. 吞咽　吞咽是食团经口腔进入胃的过程,是一种复杂的反射性动作。根据吞咽的过程,可将吞咽动作分为三期:第一期是食团由口腔到咽,这个时期是随意运动;第二期是食团由咽到食道上端,当食团刺激咽部的触觉感受器时,就会产生一系列反射活动,这一期进行得极快,通常约需 0.1s;第三期是食团沿食管下行至胃,这个时期是不随意运动,由食管的蠕动来完成的。食管的平滑肌顺序收缩,产生一种向前推进的波形运动,表现为食团的上方为收缩波,下方为舒张波,推送食团前进,称为蠕动(peristalsis)。

二、胃内消化

空腹时胃容积约为 50ml,进食后可增加到 1.5~2.0L,胃的功能是暂时贮存和初步消化食物。食物入胃后受到胃液的化学性消化和胃运动的机械性消化。

(一) 胃液的成分及作用

胃液是无色透明液体,pH 为 0.9~1.5。正常成人每日分泌量约为 1.5~2.5L。胃液中除大量水分外,其主要成分还有盐酸、胃蛋白酶原、黏液和内因子等。

1. 盐酸　胃液中的盐酸也称胃酸,由胃腺的壁细胞分泌。盐酸的主要生理作用是:①激活胃蛋白酶原,并为酶的作用提供适宜的酸性环境;②使食物中蛋白质发生变性易于消化;③杀灭随食物入胃的细菌;④盐酸还可促进胰液、胆汁和小肠液的分泌;⑤促进铁、钙的吸收。

盐酸分泌过少,会引起腹胀、腹泻等消化不良;盐酸分泌过多,会侵蚀胃和十二指肠黏膜,导致溃疡病的发生。

> 考点提示
>
> 胃酸的作用

2. 胃蛋白酶原　由胃腺主细胞分泌,刚分泌出来的胃蛋白酶原不具活性,在盐酸的激活下转变为有活性的胃蛋白酶。胃蛋白酶可将食物中的蛋白质水解为胨、胨和少量的多肽。胃蛋白酶作用的最适 pH 为 2~3,随着 pH 值的升高,胃蛋白酶的活性降低,当 pH 值大于 5 时,此酶即发生不可逆的变性而失活。

3. 黏液　由胃黏膜表面的上皮细胞和胃腺的黏液细胞共同分泌,其主要成分为糖蛋白。在正常人,黏液覆盖在胃黏膜的表面,形成凝胶状的黏液层,具有润滑作用,减少食物对胃黏膜的损伤。黏液还可与胃黏膜分泌的 HCO_3^- 共同构成黏液 - 碳酸氢盐屏障,阻挡胃内的 H^+ 与胃壁接触,保护胃黏膜不被盐酸侵蚀。

许多因素如酒精、胆盐、糖皮质激素、阿司匹林类药物以及幽门螺旋杆菌感染等,可以破坏或削弱胃黏膜屏障,造成胃黏膜损伤,引起胃炎或胃溃疡。

4. 内因子 由胃腺壁细胞分泌的一种糖蛋白。可与食物中的维生素 B_{12} 结合形成复合物,保护维生素 B_{12} 不被消化道内的消化酶所破坏,并有促进维生素 B_{12} 吸收的作用。如果内因子缺乏,会导致维生素 B_{12} 吸收障碍,导致巨幼红细胞性贫血。

(二) 胃的运动

1. 胃运动的形式 胃的运动形式有容受性舒张、紧张性收缩和蠕动。

(1) 容受性舒张:容受性舒张是指食物被咀嚼和吞咽时,刺激咽、食管等处的感受器,反射性地引起胃底和胃体部平滑肌舒张,这是胃特有的运动形式。容受性舒张的生理意义是:进食时保持胃内压力基本不变,使胃能容纳和贮存更多的食物。

(2) 紧张性收缩:紧张性收缩是指胃壁平滑肌处于一种持续微弱的收缩状态。其生理意义是:①保持胃的正常形态和位置;②使胃内维持一定的压力,有利于胃液渗入食糜中,有利于食物的化学性消化;③促进食糜排入十二指肠。紧张性收缩是胃其他运动形式进行的基础。如果紧张性收缩能力下降,可引起胃下垂。

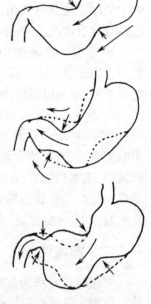

(3) 蠕动:食物进入胃内约 5 分钟后胃开始蠕动(图 5-1),从胃中部开始向幽门部推进并逐渐加强、加快,其频率一般每分钟 3 次,食糜约 1 分钟到幽门,常一波未平另一波又起,其作用有:①挤压搅拌食糜,促进食糜与胃液混合,有利于化学性消化;②将食糜从胃体向幽门方向推送,引起胃排空。

图 5-1 胃的蠕动示意图

2. 胃的排空 胃的排空(gastric emptying)是指食糜由胃排入十二指肠的过程。一般食物入胃后 5 分钟就开始排空,胃排空的速度与食物的性状、种类有关:①流质食物比半流质快,固体食物较慢;②营养物质中,排空速度的快慢依次为糖类、蛋白质和脂肪;③等渗液比非等渗液快。胃的排空是间断的,每次排空的量是 3~5ml,混合性食物完全排空约需 4h~6h。

胃排空受胃和十二指肠两方面因素的控制。当胃内有足够的食物时,食物对胃的扩张性刺激可通过反射活动,引起胃的运动加强,胃排空的速度加快。食糜中的胃酸和脂肪在进入十二指肠后,通过神经和体液途径,抑制胃的运动和胃排空。随着食糜在小肠的消化和吸收,其对胃排空的抑制逐渐消失,胃运动又增强,再推送部分食糜进入十二指肠。总之,胃排空的时间长短是促进和抑制胃运动两种作用相互制约的结果。

3. 呕吐 呕吐(vomiting)是指将胃及上段小肠内容物从口腔强有力驱出的一种反射活动。当舌根、咽、胃、肠道、胆总管、腹膜、泌尿生殖器官和前庭器官等处的感受器受刺激时,均可反射性地引起呕吐。呕吐中枢位于延髓,颅内压增高时,可直接刺激呕吐中枢,引起喷射性呕吐。呕吐是一种具有保护意义的防御反射,能将胃内有害物质排出,但剧烈或频繁的呕吐会影响正常进食,使大量消化液丢失而造成体内水、电解质和酸碱平衡的紊乱。

知识链接

食物中毒的抢救

　　抢救食物中毒患者时,通过刺激舌根和咽部进行催吐,或使用药物催吐,从而达到排出毒物的目的。但过度催吐,会导致大量消化液丢失,会造成体内水、电解质和酸碱平衡紊乱,所以催吐后要注意补充水、电解质等。

三、小肠内消化

　　小肠内消化是整个消化过程中最为重要的阶段。在小肠内,食糜受到胰液、胆汁和小肠液的化学性消化和小肠运动的机械性消化后,消化过程基本完成,同时吸收也基本完成。

(一) 胰液的成分及作用

　　胰液是胰腺分泌的无色透明碱性液体,pH 为 7.8~8.4,成人每天分泌量约为 1.0~2.0L。除水分外,胰液中含碳酸氢盐和多种消化酶等。

　　1. 碳酸氢盐($NaHCO_3$)　主要作用是中和进入十二指肠的盐酸,使肠黏膜免受胃酸的侵蚀;并为小肠内多种消化酶提供碱性环境。

　　2. 胰液中几种主要消化酶及作用(表 5-1)

表 5-1　胰液中消化酶的作用

名称	作用
胰淀粉酶	可将食物中淀粉水解为麦芽糖
胰蛋白酶原和糜蛋白酶原	转变成胰蛋白酶和糜蛋白酶后,可将蛋白质分解为胨和脲;两种酶共同作用于蛋白质,将其分解为多肽和氨基酸
胰脂肪酶	可将脂肪分解为甘油、甘油一酯和脂肪酸

　　(1) 胰淀粉酶:最适 pH 为 6.7~7.0。能将食物中大量淀粉分解为麦芽糖,麦芽糖在小肠液中的双糖酶(麦芽糖酶)的作用下进一步分解为单糖。

　　(2) 胰蛋白酶原和糜蛋白酶原:在胰液中这两种酶都是以酶原形式存在,不具有活性。胰蛋白酶原被小肠液中的肠激酶(也叫肠致活酶)(enter kinase)激活成具有活性的胰蛋白酶,同时,胰蛋白酶也能激活胰蛋白酶原(自身催化)和糜蛋白酶原。胰蛋白酶和糜蛋白酶作用相似,都可使食物中蛋白质分解为胨和脲,当两者同时作用于蛋白质时,可将其分解成小分子多肽和氨基酸,多肽又在小肠液中的肠肽酶作用下分解为氨基酸。

　　(3) 胰脂肪酶:最适 pH 为 7.5~8.5。在胆盐的帮助下可将食物中脂肪分解为脂肪酸、甘油一酯和甘油。

　　在胰液中含有消化三大类营养物质的消化酶,因而它是所有消化液中消化食物最全面、消化力最强的,所以是最重要的一种消化液。当胰液分泌发生障碍时,影响食物的消化,从而影响营养物质的吸收。

考点提示

胰液中消化酶的作用

(二) 胆汁的成分及其作用

　　胆汁由肝细胞分泌,经胆总管排入十二指肠。

　　1. 胆汁的性质和成分　胆汁是一种较浓稠的具有苦味的黄色液体,正常成人每天分泌胆汁约 0.8~1.0L。由肝细胞分泌至肝管内的肝胆汁呈金黄色,pH 值约为 7.4。贮存在胆囊内的胆汁称胆囊胆汁,因水分吸收浓缩而呈深绿色,pH 值约为 6.8。胆汁除含大量水分外,有机成分有胆盐、胆色素、胆固醇、卵磷脂和无机盐等。

2. 胆汁的作用　胆汁成分里不含消化酶,但其中的胆盐对促进脂肪的消化与吸收具有重要意义。

(1) 乳化脂肪,促进脂肪消化:胆汁中的胆盐、胆固醇和卵磷脂等都可作为乳化剂,能降低脂肪的表面张力,使脂肪乳化为微小脂滴,分散于肠腔并溶于水,增加与胰脂肪酶的作用面积,促进脂肪的消化和吸收。

(2) 促进脂肪吸收:胆盐能与脂肪酸、甘油一酯等结合形成水溶性复合物,从而促进它们的吸收。

(3) 促进脂溶性维生素的吸收:促进脂溶性维生素 A、D、E 和 K 的吸收。

肝脏、胆道患病者,胆汁排放减少或受阻,会出现脂肪的消化不良、吸收不良以及脂溶性维生素的吸收障碍。

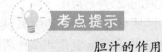

考点提示

胆汁的作用

(三) 小肠液的成分及其作用

1. 小肠液的性质与成分　小肠液由十二指肠腺和小肠腺共同分泌,成人每天分泌量约为 1L~3L,呈弱碱性,可保护肠黏膜免受胃酸的侵蚀。在十二指肠,小肠液为黏稠的碱性液体,pH 值为 8.2~9.3。小肠腺分泌量很大,是小肠液的主要部分,pH 值为 7.5~8.0。小肠液主要成分有水、无机盐、黏液蛋白和多种消化酶(肠激酶、肠肽酶和双糖酶等)。

2. 小肠液的主要作用　①保护小肠黏膜免遭胃酸的侵蚀;②小肠液虽然含多种消化酶,但只是对消化起一个补充作用;③稀释作用,大量的小肠液可稀释肠内消化产物,使其渗透压降低,有利于营养物质的吸收。

(四) 小肠的运动

小肠的运动对食糜在小肠内消化和吸收有重要的生理作用。

1. 紧张性收缩(tonic contraction)　紧张性收缩是指小肠平滑肌维持一定的紧张性,是小肠进行其他运动形式的基础。紧张性收缩会在进食后加强,有利于肠内容物和消化液的充分混合,并且向下推进肠内容物;减弱时,肠腔内容物的混合和推送减慢。

2. 分节运动(segmentation)　分节运动是一段肠管上多点环行肌同时节律性收缩和舒张的运动。食糜所在的肠管上一定间隔的环行肌同时收缩,把食糜分割成许多节段,随后原收缩处舒张,而原舒张处收缩,使原来的节段分成两半而邻近的两半合拢来形成一个新的节段,如此反复进行,可使食糜得以不断地分开,又不断地混合(图 5-2)。分节运动向下段肠管推送肠内容物的作用很小,其主要作用是:①使食糜与消化液充分混合,有利于食物的化学性消化;②使食糜与肠管壁紧密接触,为吸收创造有利条件;③挤压肠壁有助于血液

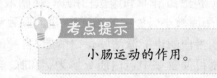

考点提示

小肠运动的作用。

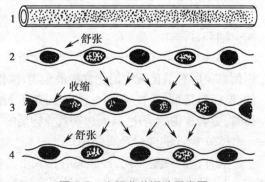

图 5-2　小肠分节运动示意图

和淋巴液的回流,有利于吸收。

3. 蠕动 小肠蠕动的速度很慢、推送距离很短。通常每个蠕动波将食糜向前推送一段距离后即消失,但可以反复发生。其意义在于将经分节运动作用后的食糜向前推进,到达一个新肠段再开始分节运动。在小肠还有一种进行速度快,传播距离较远的蠕动,称为蠕动冲。蠕动冲可以把食糜一次性从小肠始端推送到小肠末端,甚至直达大肠。

 知识链接

肠 鸣 音

肠蠕动时,由于肠腔内容物(包括水和气体)被推动,产生声音,称为肠鸣音。肠蠕动亢进时,肠鸣音增强;肠麻痹时,肠鸣音减弱或消失。肠鸣音可作为临床腹部手术后判断肠运动功能的一个客观指征。

四、大肠的功能

经小肠消化和吸收后,剩下的食物残渣排入大肠。人类的大肠没有重要的消化活动,其主要功能是:暂时贮存食物残渣,形成粪便排出体外。食物残渣在大肠内一般停留10小时以上,其中绝大部分水、无机盐和维生素被大肠黏膜吸收,其余经细菌分解后的食物残渣,形成粪便。粪便中除食物残渣外,还包括脱落的肠上皮细胞、大量细菌和由肝排出的胆色素衍生物。

1. 大肠液的成分及作用 大肠液由大肠腺和黏膜杯状细胞分泌,呈碱性,pH 值为 8.2~8.4,主要成分为黏蛋白和碳酸氢盐,有保护肠黏膜和润滑粪便的作用。

大肠内有许多细菌,主要来自食物和空气,约占粪便固体总量的 20%~30%。细菌中含有能分解食物残渣的酶,利用肠内食物残渣合成维生素 B_1、维生素 B_2 和维生素 K,被人体吸收利用。若长期服用广谱抗生素,可抑制大肠有益菌群造成机体某些维生素缺乏。

2. 大肠的运动 大肠的运动相对少而慢,对刺激的反应也较迟缓,这有利于粪便的暂时储存。

(1) 袋状往返运动:是空腹时最多见的一种大肠运动形式,由管壁环行肌无规律地收缩所引起,它使结肠袋中的内容物向两个方向作短距离的移动,但并不向前推进。

(2) 多袋推进运动:是一个结肠袋或一段结肠袋收缩,使内容物向前推移一段的运动。进食后这种运动增多。

(3) 蠕动:大肠的蠕动由一些稳定向前的收缩波组成。此外大肠还有一种运动速度很快且推进距离很远的蠕动,称为集团蠕动(mass peristalsis),通常开始于横结肠,可推送大肠内容物到降结肠或乙状结肠甚至直肠。集团蠕动常为进食(尤其早餐后)所引起,可能是食物进入十二指肠刺激肠黏膜,通过壁内神经丛反射引起的,称为十二指肠 - 结肠反射。

3. 排便 排便是一种反射活动。人的直肠内通常是没有粪便的,当粪便被集团蠕动推进直肠时,可刺激直肠壁内的感受器产生神经冲动,冲动经盆神经和腹下神经传至脊髓腰骶段的初级排便中枢,同时上传至大脑皮质,产生便意。经大脑分析环境条件允许时,即可发生排便反射。此时冲动经盆神经传出,分别使降结肠、乙状结肠和直肠平滑肌收缩,肛门内括约肌舒张,同时抑制阴部神经,使其传出冲动减少,肛门外括约肌舒张将粪便排出体外;此外,排便时膈肌和腹部肌肉收缩,增加腹内压,促进粪便排出体外。如果条件不允许,皮质发出冲动,下行抑制脊髓腰骶部初级排便中枢的排便活动,抑制排便反射。如果大脑皮层经常有意抑制排便,会降低直肠壁感受器对粪便压力刺激的敏感性,从而不易产生便意,导致粪便在大肠内停留时间过久,可因水分吸收过多而变得干硬,从而引起排便困难,这是产生便秘最常见的原因之一。临床上昏迷或脊髓腰骶段以上横断的患者,因其初级排便中枢失去了大脑皮层的控制作用,排便的意识控制作用将丧失,引起大便失禁。若初级排便中枢受损,则引起粪便潴留。

第二节 吸 收

 案例

小亮做销售工作,应酬很多,常常跟客户、朋友一起吃饭、饮酒。昨晚因为饮酒过量导致胃出血。

请问:1. 酒精会在消化管吸收吗?

2. 营养物质在什么部位吸收?

食物消化后的小分子物质及维生素、无机盐和水,经消化道上皮细胞进入血液或淋巴的过程称为吸收(absorption)。在消化管的不同部位,对食物的吸收情况不同。

一、吸收部位

食物在口腔基本不被吸收,但某些药物(如硝酸甘油)可被口腔黏膜吸收;食管基本没有吸收功能;胃可吸收酒精、少量水分和某些药物;大肠主要吸收水分、无机盐、维生素;食物中的大部分成分都在小肠被吸收,一般认为糖、蛋白质和脂肪的消化产物大部分在经过十二指肠、空肠后已基本吸收。回肠只吸收胆盐和维生素 B_{12}(图 5-3),所以小肠是吸收最主要的部位。

小肠是吸收最主要部位:①小肠黏膜有巨大的吸收面积,人的小肠长约 5~7m,黏膜形成许多环形皱襞,皱襞上有大量的绒毛,绒毛上又有许多微绒毛,皱襞、绒毛和微绒毛的逐级放大,使小肠的吸收面积增加约 600 倍(图 5-4);②食物在小肠内停留时间较长,约 3~8 小时;③食物在小肠内已被消化成适于吸收的小分子物质;④小肠黏膜的绒毛内有丰富的毛细血管和毛细淋巴管,绒毛的活动会促进血液和淋巴的流动,有利于营养物质的吸收。

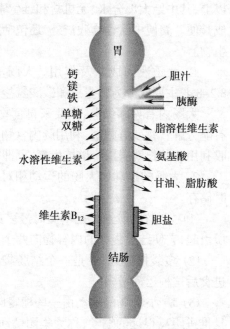

图 5-3 各种营养物质在消化管中的吸收部位示意图

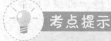 **考点提示**

消化吸收主要的部位及原因

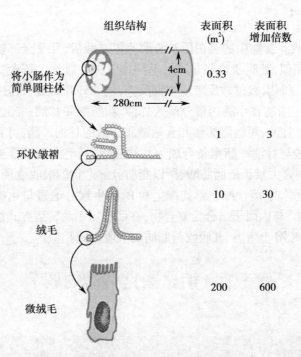

组织结构	表面积 (m²)	表面积增加倍数
将小肠作为简单圆柱体	0.33	1
环状皱褶	1	3
绒毛	10	30
微绒毛	200	600

图 5-4　小肠黏膜表面积放大示意图

二、几种主要营养物质的吸收

1. 水的吸收　成人每天由胃肠道吸收的水分可达 8L,其中绝大部分是在小肠吸收的。水的吸收主要依靠渗透作用,各种溶质特别是主动重吸收 Na^+ 所产生的渗透梯度是水分吸收的主要动力。水可被小肠直接吸收入血液。

2. 无机盐的吸收　小肠内吸收的无机盐少数来自摄入,大多数来源于消化液。因此,严重腹泻、呕吐时,大量消化液丢失,导致体内水和电解质紊乱,破坏内环境稳态,甚至危及生命,应及时给予补液治疗。

成人每天摄入的 Na^+ 约 25~30g,每天摄入和消化腺分泌的 Na^+ 95%~99% 被小肠黏膜吸收。

人每天吸收的铁约 1mg,仅为膳食中的 1/10,食物中的铁绝大多数为三价的高铁(Fe^{3+}),需还原为二价的亚铁(Fe^{2+})后方能被吸收。维生素 C 能将 Fe^{3+} 还原为 Fe^{2+} 有利于吸收;胃酸可使铁溶解,并使高铁转变为亚铁,所以胃液中的盐酸有促进铁吸收的作用。当某些原因导致胃酸减少时,可发生缺铁性贫血。因此,贫血患者补铁常配合口服维生素 C 或稀盐酸。

食物中的钙有 30%~80% 在肠内被吸收,Ca^{2+} 只有在游离状态才能被吸收。维生素 D 可促进钙的吸收;酸性环境可促进 Ca^{2+} 的吸收。当机体缺钙或对钙的需要增加时,钙的吸收会增加。如儿童、低钙饮食、孕妇和哺乳期妇女,钙的吸收会增加。

3. 糖的吸收　食物中的糖类(主要是淀粉),只有被分解为单糖时才能被小肠吸收。小肠吸收的单糖主要是葡萄糖,约占 80%,其余是半乳糖和果糖。各种单糖吸收的速度差异较大,葡萄糖吸收最快,果糖次之,甘露糖最慢,吸收方式是通过小肠黏膜上皮细胞的载体进行主动转运,所以单糖吸收时需要小肠黏膜上皮细胞的 Na^+ 泵提供能量。吸收途径是通过毛细血管进入血液。

4. 蛋白质的吸收 食物中的蛋白质被分解为氨基酸后,几乎全部被小肠吸收。氨基酸的吸收方式和单糖相似,其吸收途径是通过毛细血管进入血液。若食物中有微量的蛋白质吸收入血,可作为抗原而引起过敏反应或中毒反应,例如虾和螃蟹引起过敏反应。

5. 脂肪的吸收 脂肪在小肠内被分解为甘油、脂肪酸和甘油一酯。脂肪的吸收包括血液和淋巴两种途径。甘油、短链脂肪酸和含短链脂肪酸的甘油一酯,可直接经毛细血管进入血液。而长链脂肪酸与甘油一酯重新合成为甘油三酯,经毛细淋巴管进入淋巴液。由于人体摄入的动植物油中含大量长链脂肪酸,所以脂肪分解产物的吸收途径以淋巴为主。

6. 维生素的吸收 水溶性维生素如维生素 B、维生素 C 通过易化扩散的方式被吸收入血液。其中维生素 B_{12} 与内因子结合为复合物,在回肠以主动转运方式被吸收入血液。脂溶性维生素 A、D、E 和 K 溶于脂类,其吸收与脂肪的吸收方式相似。

第三节 消化器官活动的调节

 案例

小明同学身体健康,食欲好,从不挑食。可近段时间因为考试成绩不理想,闷闷不乐,也没有食欲,什么也不想吃。

请问:1. 小明出现这种状况的原因是什么呢?

2. 哪些因素可以影响消化器官的功能?

消化系统的各个部分具有不同的结构和功能特点,在进行消化和吸收的过程中,它们相互配合、协调一致地进行活动,同时与整个机体的需要相适应。这些都依赖于神经和体液因素的调节。

一、神经调节

消化器官的神经支配及其作用

1. 交感神经与副交感神经的作用 大部分消化器官都受自主神经系统的交感神经和副交感神经双重支配(表 5-2)。通常交感神经兴奋时对消化活动起抑制作用,表现为胃肠道运动减弱,消化腺分泌减少,括约肌收缩。副交感神经兴奋时对消化活动起兴奋的作用,表现为胃肠道运动增强,消化腺分泌增多,胆囊收缩,胆汁排放,括约肌舒张。一般以副交感神经的作用占优势。

表 5-2 交感神经与副交感神经对消化器官活动的调节

神经名称	消化活动	胃肠道运动	消化腺分泌	括约肌的活动
交感神经	抑制	减弱	减少	收缩
副交感神经	兴奋	增强	增多	舒张

2. 消化器官活动的反射性调节 消化器官活动调节的神经中枢位于延髓、下丘脑和大脑皮质等处。调节消化活动的反射包括非条件反射与条件反射。

非条件反射是指当食物刺激口腔等处的感受器,能反射性地引起消化管道的运动以及腺体的分泌,这种反射活动受交感神经和副交感神经的支配。通过这些反射活动,消化器官各部分的活动相互影响,密切配合,更好地完成消化功能。

在非条件反射的基础上,食物的种类、颜色、形状、气味,可刺激视觉、嗅觉感受器,反射性地引起胃肠道运动和消化腺分泌的变化,这就属于条件反射,它使消化器官的活动更加协调一致。

二、体液调节

在胃肠道黏膜上存在着大量的内分泌细胞,它们能合成、分泌多种具有生物活性的化学物质,统称为胃肠激素。其主要生理作用是调节胃肠道的运动和消化腺的分泌;调节其他激素的释放;刺激消化管组织的代谢和生长。主要的胃肠激素有促胃液素、促胰液素、胆囊收缩素、抑胃肽四种,其分泌部位和作用归纳如下(表5-3)。

表 5-3 胃肠激素的分泌及主要作用

激素名称	分泌部位	主要生理作用	引起释放因素
促胃液素	胃窦、十二指肠	促进胃液分泌、胃的运动、胃肠黏膜生长,刺激胰液、胆汁分泌	迷走神经、蛋白质消化产物
促胰液素	十二指肠、空肠	促进胰液及胆汁中的 HCO_3^- 和水的分泌,抑制胃液分泌和胃的运动	蛋白质消化产物、盐酸、脂肪酸
胆囊收缩素	十二指肠、空肠	促进胰酶分泌和胆囊收缩,增强小肠运动,促进胰腺外分泌组织生长	盐酸、蛋白质消化产物
抑胃肽	十二指肠、空肠	抑制胃液分泌和胃运动,刺激胰岛素分泌	脂肪、葡萄糖、氨基酸

三、社会心理因素对消化活动的调节

人体的消化和吸收也受社会、心理因素的调节。进食时情绪、语言、文字的刺激以及进食的环境会显著影响消化活动。社会、心理因素通过神经系统、内分泌系统和免疫系统影响消化腺的分泌、消化管黏膜血管的充盈和胃肠道的蠕动等。社会心理因素与消化不良及溃疡的发生有密切关系。所以保持积极乐观的情绪,布置良好的饮食环境,注重食物的色、香、味、形以及愉快的交谈等可以增进食欲,促进消化器官的功能活动,益于健康。

本章小结

1. 消化是营养物质在消化管被分解成小分子物质的过程;消化后的产物,经消化道上皮细胞进入血液或淋巴的过程称为吸收。消化和吸收最主要的部位是小肠。

2. 各段消化器官通过不同运动形式进行机械性消化,比如:胃的容受性舒张、蠕动;小肠的紧张性收缩、分节运动等。唾液、胃液、胰液、小肠液等含有消化酶,对食物进行化学性消化。胆汁不含消化酶,促进脂肪的消化。

3. 消化道器官的活动受神经和体液调节。交感神经兴奋时,胃肠道消化活动减弱;副交感神经兴奋时,胃肠道消化活动加强。而体液调节主要依靠胃肠激素。

4. 消化和吸收也受社会、心理因素的影响。

(傅凌莉)

目标测试

A1 型题

1. 混合食物由胃完全排空通常需要
   A. 1~2h   B. 2~3h   C. 4~6h
   D. 7~8h   E. 12~24h

2. 消化液中最重要的是
   A. 唾液   B. 胃液   C. 胆汁
   D. 胰液   E. 小肠液

3. 激活胰液中胰蛋白酶原的是
   A. 脂肪酸   B. 胆盐   C. 蛋白水解产物
   D. 肠致活酶   E. 糜蛋白酶

4. 胃特有的运动形式是
   A. 紧张性收缩   B. 蠕动   C. 分节运动
   D. 容受性舒张   E. 集团蠕动

5. 胆汁中与脂肪消化关系密切的成分是
   A. 胆固醇   B. 卵磷脂   C. 胆色素
   D. 胆盐   E. 脂肪酸

6. 不含有消化酶的消化液是
   A. 唾液   B. 胃液   C. 胆汁
   D. 胰液   E. 小肠液

7. 胃排空的速度由快至慢的顺序是
   A. 糖、蛋白质、脂肪   B. 蛋白质、脂肪、糖   C. 脂肪、糖、蛋白质
   D. 糖、脂肪、蛋白质   E. 以上都不是

8. 糖、蛋白质和脂肪消化产物大部分被吸收的部位
   A. 十二指肠和空肠   B. 空肠和回肠   C. 十二指肠
   D. 回肠   E. 胃

9. 在胃内蛋白质的消化过程中所产生的主要产物是
   A. 少量多肽   B. 胶原   C. 脉和胨
   D. 非蛋白质食物 E. 氨基酸

10. 下列哪一项不是抑制胃液分泌的因素
    A. 盐酸   B. 蛋白质   C. 脂肪
    D. 高渗溶液   E. 以上都不是

11. 分泌胃液中 H^+ 的细胞是
    A. 胃壁细胞   B. 胃主细胞   C. 小肠黏膜细胞
    D. 胃肠黏液细胞 E. 胃窦黏膜 G 细胞

12. 胃液的成分不包括
    A. 盐酸   B. 胃蛋白酶原   C. 促胃液素
    D. 黏液   E. 内因子

13. 下列对胃酸作用的描述,错误的是

A. 激活胃蛋白酶原

B. 促进消化液的分泌

C. 杀菌

D. 使食物中蛋白质变性,易于分解

E. 促进维生素 B_{12} 的吸收

14. 对脂肪和蛋白质消化作用最强的消化液是

A. 唾液   B. 胃液   C. 胰液

D. 小肠液   E. 胆汁

15. 小肠分节运动的作用是

A. 是蠕动的基础   B. 是小肠各种运动的基础   C. 推进食糜

D. 彻底挤碎食物   E. 可保持小肠的形状

16. 大肠内细菌合成

A. 维生素 A   B. 维生素 C   C. 维生素 D

D. 维生素 E   E. 维生素 K

17. 促使胆囊收缩素释放作用最强的物质是

A. 蛋白质分解产物   B. 脂肪   C. 维生素

D. 糖类   E. 胆汁

B 型题

(18~20 题共用备选答案)

A. 促进胃液的分泌和胃的运动   B. 促进胰液中 HCO_3^- 分泌

C. 促进胰液中胰酶分泌   D. 促进胆汁分泌

E. 促进胰岛素分泌

18. 促胃液素的主要作用是

19. 胆囊收缩素的作用是

20. 促胰液素的主要作用是

第六章 能量代谢与体温

1. 掌握:影响能量代谢的因素;正常体温及其生理变动。
2. 熟悉:基础代谢。
3. 了解:人体能量的来源、利用及体温的调节。

食物中的营养物质,经消化道消化后吸收入血液。这些营养物质进入血液后到哪去了呢?机体将这些营养物质氧化,产生能量,供给机体各种生理活动的需要以及维持人的正常体温。

第一节 能 量 代 谢

 案例

冬天很冷,如果我们衣服穿的少不够暖和,在寒风中会不自主地颤抖,大家都有手、脚冻僵的感觉,我们会搓手、跺脚、跑步等来暖和自己。

请问:1. 搓手、跺脚、跑步为什么能让自己暖和?

2. 影响能量代谢的因素有哪些呢?

新陈代谢是生命活动的最基本特征,新陈代谢包括物质代谢和能量代谢,两者密切联系。通常把机体内物质代谢过程中所伴随的能量的释放、转移、贮存和利用称为能量代谢(energy metabocish)。

一、机体能量的来源与利用

机体的能量主要来自于糖、脂肪和蛋白质三大营养物质。在我国,正常情况下,机体所需能量 70% 以上是由食物中糖类物质提供的,其次为脂肪,极少通过蛋白质来供能。只有在长期饥饿或极度消耗的情况下,蛋白质才被用来分解供应能量,以维持机体需要。营养物质在氧化过程中释放的能量,50% 以上转化为热能,用于产生、维持体温,其余部分则以高能磷酸键的形式转移、贮存于三磷酸腺苷(adenosine triphosphate,ATP)中。当机体组织、细胞进行各种活动时,ATP 分解释放能量,供机体生理活动需要。

二、影响能量代谢的因素

机体的状态和活动经常发生变化,对能量的需要也不同,能量代谢也随之发生变化,主要有以下几方面。

1. 肌肉活动　肌肉活动是影响能量代谢最显著的因素，任何轻微的肌肉活动，都能显著影响能量代谢。剧烈运动或强劳动时，短时间内产热量比安静时可增加数倍到十数倍。所以，能量代谢率可作为评价劳动强度的指标。

2. 精神活动　安静思考时对能量代谢的影响不大，但剧烈的精神活动（如烦恼、愤怒、恐惧及焦虑等）时，能量代谢率增高，产热量增多。这是因为精神紧张会无意识地引起骨骼肌张力增高、交感神经兴奋释放儿茶酚胺以及甲状腺激素的释放等，它们刺激代谢活动，产热量增加。

3. 食物的特殊动力效应（specific dynamic effect）　人们在进食后一段时间内，即使机体处于安静状态，其产热量也要比进食前增加。这种由食物引起机体产生"额外"热量的现象，称为食物的特殊动力效应。不同种类食物其特殊动力效应也不同：蛋白质最强，脂肪次之，糖类最小。蛋白质类食物额外增加的热量为30%，脂肪类食物额外增加的热量为6%，糖类食物额外增加的热量为4%。一般混合性食物额外增加热量约为10%。

4. 环境温度　人在安静状态、环境温度为20~30℃时，能量代谢最稳定。当环境温度低于20℃时能量代谢开始增加，在10℃以下明显增加，这是由于环境温度降低，寒冷刺激反射性地引起机体寒战和肌紧张度增高所致；当环境温度高于30℃，能量代谢也增加，这是由于体内生物化学反应加速、酶的活动加强，导致代谢活动增强所致。

三、基础代谢

1. 基础代谢率的测定　基础代谢（basal metabolism）是指机体在基础状态下的能量代谢。单位时间内的基础代谢称为基础代谢率（basal metabolism rats，BMR）。

满足以下几个条件称为基础状态，即①清晨、清醒、静卧；②空腹（禁食12h以上）；③精神安宁；④体温正常；⑤保持室温在20~25℃之间。在基础状态下，排除了各种影响能量代谢的因素，机体能量消耗只维持心跳、呼吸等一些最基本的生命活动，人体的各项生理功能稳定，能量代谢及代谢率也比较稳定。此时所测量的机体产热量，即为基础代谢率。

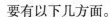
考点提示

基础状态

2. 基础代谢率的正常值和临床意义　正常人基础代谢率是比较稳定的，但可随性别、年龄等的不同而有变动（表6-1）。一般情况下，男性基础代谢率略高于女性，儿童高于成人，随着年龄增长，基础代谢率逐渐降低。

表6-1　我国正常人基础代谢率平均值[kj/(m²·min)]

年龄（岁）	11~15	16~17	18~19	20~30	31~40	41~50	51以上
男性	195.5	193.4	166.2	157.8	158.7	154.0	149.0
女性	172.5	181.7	154.0	146.5	146.9	142.4	138.6

$$BMR\ 相对值 = (实测值 - 正常平均值)/ 正常平均值 \times 100\%$$

测定值与正常值相差在±10%~±15%以内的，都属正常，如果相差超过±20%，才有可能是病理情况。BMR测定常用来辅助诊断甲状腺疾病，甲状腺功能低下时，BMR比正常值低20%~40%；甲状腺功能亢进时，BMR比正常值高25%~80%。

第二节 体 温

案例

　　李女士,34岁,未生育,医师嘱咐在月经周期内每天监测基础体温,李女士每天7点测量体温,描出来的曲线图几乎是一条直线。

　　请问:李女士在月经周期内有没有排卵? 为什么?

　　体温(body temperature)是指机体深部的平均温度。正常体温是维持组织细胞酶活性的必要条件。体温过高或过低,都会影响酶的活性,从而影响新陈代谢和生命活动,甚至危及生命。

一、正常体温及测量方法

　　临床上常用直肠温度、口腔温度、腋窝温度来代表体温。直肠正常温度为 36.9~37.9℃;口腔正常温度为 36.7~37.7℃;腋窝正常温度为 36.0~37.4℃。临床常用的是测量腋窝温度。测量时,上臂紧贴胸部,使腋窝形成密闭的腔隙(深部的热量逐渐传导过来),同时腋窝保持干燥,测量时间 5~10 分钟。

二、体温的生理变化

　　生理情况下,体温可随昼夜、性别、年龄、肌肉活动等因素而有所变化,但波动的幅度不超过 1℃。

　　1. 昼夜节律　在一昼夜中,体温呈周期性波动。清晨 2~6 时体温最低,午后 1~6 时最高。体温的这种昼夜变化与肌肉活动状态及耗氧量等无关,而是一种内在的生物节律决定的,体温的昼夜变化也称日周期。

　　2. 性别　成年女性体温平均高于男性 0.3℃,且随月经周期发生变动,其基础体温在月经期和排卵前较低,排卵日最低,排卵后体温回升(图 6-1),这种周期性变化与女性体内孕激

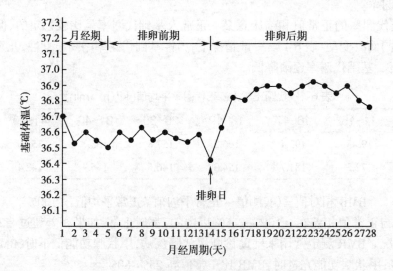

图 6-1　女性月经周期中体温变化示意图

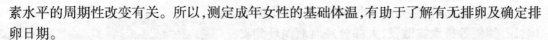

素水平的周期性改变有关。所以,测定成年女性的基础体温,有助于了解有无排卵及确定排卵日期。

3. 年龄 一般情况下,儿童代谢旺盛,体温高于成人,老年人因代谢低下,体温低于成人。新生儿,特别是早产儿,其中枢神经系统体温调节机构发育尚未完善,体温易受环境温度影响而波动,因此对新生儿应注意保温。

4. 肌肉活动 肌肉活动时,能量代谢增强,产热量增高,体温升高。所以,临床上测量体温时,应让受试者安静一段时间。

5. 精神因素 情绪激动、精神紧张等,能量代谢增强,产热增加,体温上升。

体温受以上因素的影响,测量时应考虑到。

三、体温调节

人和高等动物能在变化的环境里保持相对恒定的体温,是由于机体具有自主性和行为性两种体温调节机制。机体在新陈代谢过程中,物质分解不断产热,同时产生的热量,主要由体表不断地向外发散。体温能维持相对恒定是产热和散热两个生理过程保持动态平衡的结果。

(一) 自主性体温调节

自主性体温调节是当体内外温度发生变化时,由温度感受器将信息传给下丘脑体温调节中枢,调节中枢通过增减皮肤血液量、发汗、寒战等生理活动,调节机体的产热和散热两个过程,从而使体温保持恒定。

1. 温度感受器

(1) 外周温度感受器 广泛分布于皮肤、黏膜、内脏等的游离神经末梢,分为冷觉、热觉感受器,其中冷感受器的数量多于热感受器的数量,所以外周感受器对寒冷刺激比较敏感。冷、热感受器将感受到的冷热变化传入中枢,除产生温度感觉外,还能引起体温调节中枢的调节反应。

(2) 中枢温度感受器 是中枢神经系统内能感受温度变化的神经元,感受局部组织温度变化,引起体温调节反应。中枢温度感受器分布于下丘脑、脑干网状结构和脊髓等处,分为热敏神经元和冷敏神经元两种,热敏神经元多于冷敏神经元。

2. 体温调节中枢 下丘脑视前区 - 下丘脑前部(PO/AH)是机体最重要的体温调节中枢,PO/AH 有温度敏感神经元,既能感受局部脑温的变化,又能对来自皮肤、内脏等其他部位的温度变化信息发生反应。

3. 调定点学说(Set-point theory) 体温调定点学说认为:恒定体温的调节是通过机体内体温自动控制系统来完成的,在 PO/AH 中有个类似于恒温器的调定点,即事先将调定点定在一个规定的数值(如 37℃)。如果体温偏离此数值则由反馈系统将偏差信息送到控制系统,然后经过对受控系统的调整来维持体温恒定。如体温超过 37℃,热敏神经元兴奋,冲动发放频率增加,通过增加散热过程、减少产热过程,使体温降到正常。反之亦然。某些退热药(如阿司匹林)的作用就在于影响调定点,使体温恢复到正常水平。

4. 机体的产热与散热

(1) 产热:机体各器官、组织新陈代谢活动时均可产生热量,产热量的多少取决于能量代谢的高低。机体主要的产热器官是内脏和骨骼肌。安静时以内脏为主,肝脏是人体内脏代谢最旺盛的器官,产热量最大。劳动或运动时,骨骼肌是主要的产热器官。

（2）散热：机体热量的一小部分通过呼出的气体、尿、粪便等排泄物散发，大部分经血液循环到皮肤散发，所以主要散热部位是皮肤。皮肤的散热方式是：①辐射（radiation）散热：机体以热射线（红外线）

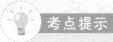

考点提示

散热方式

的形式将热量传给外界较冷物体的一种散热方式，散热量的多少与外界气温、机体的辐射面积有关，人在安静状态下，以辐射方式散发的热量占机体总散热量的60%。一般说来，气温越低、有效辐射面积越大，散热量越多。②传导（conduction）散热：是机体将热量直接传给与它接触的较冷物体的一种散热方式。传导散热量与物体导热性能有关，人体脂肪、衣服等都是热的不良导体，所以热因传导而散发的量不大（穿衣能够保暖），由于水的导热性能好，衣物浸湿后传导散热会明显增加。临床常用冰袋、冰帽或冷湿毛巾给高热病人进行物理降温。③对流（convection）散热：是机体通过气体流动带走人体热量的散热方式，是传导散热的特殊方式。对流散热量的多少，取决于气温与风速，气温越低、风速越大，对流散热量也越大，例如，冬天增加衣服，不易实现空气对流，以达到保暖御寒的目的；辐射、传导、对流散热方式只有在体表温度高于外界气温的前提下才能进行，一旦外界气温等于或高于体表温度，辐射、传导、对流散热的方式就会停止，此时体表散热的唯一方式是蒸发散热。④蒸发散热（evaporation）是指皮肤或黏膜表面的水分由液态转化为气态时，带走机体热量的一种散热方式。在正常体温条件下，每蒸发1g水可使机体散失2.4kj热量，因此，蒸发散热是一种最有效的散热方式。临床上对高热病人采用酒精擦浴降温即是此原理。

蒸发散热可分为不感蒸发和发汗。不感蒸发（insensible perspiration）也称为不显汗，是指体液中的水分直接渗出皮肤和黏膜等表面而被蒸发的一种散热过程，这种渗出量少直接蒸发不被人们觉察，是持续进行的一种散热方式，这种蒸发与汗腺活动无关。当环境温度低于30℃时，成人每天不感蒸发水分约1000ml，其中通过皮肤蒸发约600ml~800ml，通过呼吸道蒸发约200~400ml。当环境温度升高、人体活动增加或发热时，不感蒸发增加。在给患者补液时，应考虑到不感蒸发所丢失的液体量。

发汗（sweating）也称为可感蒸发，由汗腺向体表分泌汗液而被蒸发的一种散热过程，发汗是可以感觉到的，故称可感蒸发。当环境温度达30℃时以上时，通过发汗以增加散热。环境温度接近或超过体温时，蒸发是人体唯一的散热途径。蒸发散热的多少，与空气湿度有关，空气湿度越大，越不利于蒸发。故在高温而湿度大的环境中，机体散热减少，易发生中暑。汗液为低渗液，其中水分约占99%，少量的固体成分中主要是NaCl。如果大量发汗，人体在短时间内丧失大量水分和盐，在补液时注意补充丢失的NaCl。

（二）行为性调节

行为性体温调节是指机体在大脑皮层控制下，有意识地主动通过一定的行为来保持体温的相对恒定。如生火取暖、增减衣着、使用空调、适当运动等措施的采取，均属行为性体温调节。

本章小结

1. 机体新陈代谢包括物质代谢和能量代谢。机体的能量来源于食物中的糖、脂肪和蛋白质三大营养物质。ATP是人体的直接供能物质，也是人体能量贮存的重要形式。

2. 影响能量代谢的主要因素是肌肉活动、精神活动、食物的特殊动力效应、环境温度。

3. 测定基础代谢率时,需要在清晨、清醒、静卧、精神安宁、餐后 12h,室温保持在 20~25℃的条件下进行。

4. 体温是机体深部的平均温度。体温可因昼夜、性别、年龄、肌肉活动等因素有所波动,幅度不超过 1℃。机体温度维持相对恒定是产热和散热两个生理过程保持动态平衡的结果。机体安静时以肝脏产热为主;运动时,骨骼肌是主要的产热器官。散热器官主要是皮肤。机体的散热方式有:辐射散热、传导散热、对流散热和蒸发。

(傅凌莉)

 目标测试

A1 型题

1. 体内既能贮能又直接供能的物质是
   A. 葡萄糖   B. 脂肪   C. 蛋白质
   D. ATP   E. CP

2. 对能量代谢率影响最显著的因素是
   A. 进食   B. 精神活动   C. 睡眠
   D. 肌肉活动   E. 环境温度

3. 下列食物的特殊动力效应最大的是
   A. 糖   B. 蛋白质   C. 脂肪
   D. 糖和脂肪   E. 混合食物

4. 当外界环境温度超过机体体温时,人体的主要散热方式是
   A. 辐射   B. 对流   C. 传导
   D. 蒸发   E. 不感蒸发

5. 下列哪项不属于基础状态
   A. 清晨、清醒   B. 静卧   C. 进食后 2 小时
   D. 室温 20℃   E. 肌肉放松

6. 体温调节基本中枢位于
   A. 脊髓   B. 延髓   C. 中脑
   D. 脑桥   E. 下丘脑

7. 基础代谢率的正常范围是不超过正常平均值的
   A. ±0%~±5%   B. ±5%~10%   C. ±10%~±15%
   D. ±20%~±30%   E. ±30%~±40%

B 型题

(8~10 题共用备选答案)
   A. 辐射散热   B. 对流散热   C. 传导散热
   D. 蒸发散热   E. 传导和蒸发散热

8. 给高热患者用冰袋或冰帽降温属于

9. 给高热患者用酒精擦浴的降温属于

10. 通过开窗通风散热的方式属于

第七章　尿的生成与排放

学习目标

1. 掌握:肾小球的滤过;影响肾小球滤过的因素;尿液。
2. 熟悉:肾小管和集合管的重吸收;影响肾小管、集合管重吸收和分泌的因素;尿的排放。
3. 了解:肾小管和集合管的分泌。

　　机体新陈代谢过程中产生的各种终产物、体内的过剩物质及有害物质,经血液循环由某些器官排出体外的过程称为排泄(excretion)。人体的主要排泄器官有肾、肺、皮肤和消化器官等。肾以尿液的形式排泄,其排出的代谢物种类最多、数量最大,是人体最重要的排泄器官。肾可以根据机体的状况调整尿液的成分和量,调节体内水、电解质和酸碱平衡,维持机体内环境的稳态。此外,肾还具有内分泌功能,可分泌肾素、促红细胞生成素、前列腺素等激素。

第一节　尿生成的过程

　　患者,男,8岁。3周前曾感染链球菌,现因眼睑水肿3天,尿量减少,肉眼血尿住院,尿液化验发现含有蛋白、红细胞和白细胞。初步诊断为急性肾小球肾炎。
　　请问:1. 尿是如何形成的?
　　　　　2. 为什么肾小球肾炎患者会出现尿的变化?

　　尿在肾单位和集合管中生成。肾单位由肾小体和肾小管组成,肾小球和肾小囊构成肾小体,近端小管、髓袢细段和远端小管构成肾小管,集合管与远端小管末端相续。尿生成的基本过程包括三个相互联系的环节:①肾小球的滤过;②肾小管和集合管的重吸收;③肾小管和集合管的分泌。

一、肾小球的滤过

　　肾小球的滤过是指血液流经肾小球毛细血管时,除大分子蛋白质以外的血浆成分透过滤过膜进入肾小囊腔的过程。肾小球的滤过,是尿生成的第一步,滤入肾小囊腔的液体即原尿。除蛋白质以外,原尿中其余成分和浓度与血浆基本相同(表7-1)。

表 7-1 血浆、原尿和终尿的主要成分比较

成分	血浆(g/L)	原尿(g/L)	终尿(g/L)	重吸收率(%)
葡萄糖	1.0	1.0	极微量	约100
蛋白质	60~80	0.3	微量	约100
水	900	980	960	99
Na^+	3.3	3.3	3.5	99
Cl^-	3.7	3.7	6.0	99

(一) 滤过膜

1. 结构 滤过膜是肾小球滤过的结构基础,由三层结构组成:内层是肾小球毛细血管内皮细胞;中间层是基膜;外层是肾小囊脏层上皮细胞(图 7-1)。

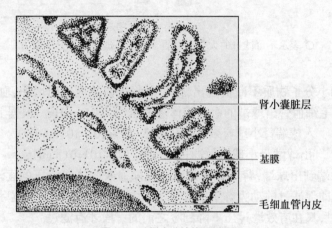

图 7-1 滤过膜结构示意图

肾小囊脏层

基膜

毛细血管内皮

2. 通透性 血浆中的不同物质能否通过滤过膜,取决于其本身的分子大小及所带电荷。滤过膜的三层结构上存在着大小不同的孔道,是滤过膜的机械屏障。有效半径小于2.0nm的中性物质,如葡萄糖可自由滤过;有效半径大于4.2nm的大分子物质,如血细胞不能滤过;有效半径在2.0~4.2nm的物质,随着有效半径的增大,物质滤过的量逐渐降低。此外,滤过膜各层结构上均含有带负电荷的物质,是滤过膜的电学屏障,限制带负电荷的血浆蛋白滤过,故原尿中几乎无蛋白质。

3. 面积 正常成人两肾滤过膜的总面积约1.5m²,有利于血浆的滤过。正常情况下,滤过膜的面积保持相对稳定。

(二) 有效滤过压

肾小球滤过的动力用有效滤过压(effective filtration pressure,EFP)来表示。有效滤过压的形成与组织液生成的有效滤过压相似,是促滤过的动力与抗滤过的阻力之间的差值。促滤过的动力是肾小球毛细血管血压,抗滤过的阻力是血浆胶体渗透压和肾小囊内压(图 7-2)。

肾小球有效滤过压 = 肾小球毛细血管血压 -(血浆胶体渗透压 + 肾小囊内压)

正常情况下,肾小球毛细血管血压约为45mmHg,肾小囊内压约为10mmHg,都比较稳定。肾小球毛细血管入球端的血浆胶体渗透压约为25mmHg,由于血液从入球端流向出球

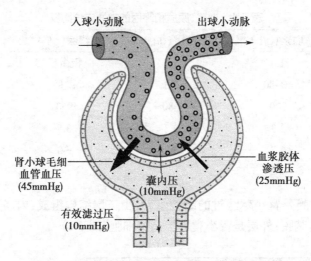

图 7-2 肾小球有效滤过压示意图

○ 表示不可滤过的大分子物质，•表示可滤过的小分子物质

端的过程中，水和小分子物质不断被滤出，使得血浆蛋白浓度逐渐增加，血浆胶体渗透压也逐渐升高，肾小球毛细血管出球端的血浆胶体渗透压约为35mmHg。根据上述数值，可得：

入球端肾小球有效滤过压 =45−(25+10)=10（mmHg）

出球端肾小球有效滤过压 =45−(35+10)=0（mmHg）

可见，从入球端到出球端，肾小球有效滤过压随血浆胶体渗透压的逐渐增高而降低，当有效滤过压为零，即促滤过的动力等于抗滤过的阻力时，滤过就停止。实际并非肾小球毛细血管全段都有滤过，只在有效滤过压下降到零之前的一段才有滤过。

（三）肾小球滤过率

每分钟两肾生成的原尿量称为肾小球滤过率（glomerular filtration rate，GFR），是衡量肾功能的指标之一。正常成人安静时肾小球滤过率约为125ml/

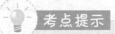

考点提示

肾小球滤过率

min，照此计算则每 24 小时两肾生成的原尿量约为 180L。肾小球滤过率与肾血浆流量的比值称为滤过分数（filtration fraction，FF）。若肾血浆流量为 660ml/min，肾小球滤过率为 125ml/min，则滤过分数约为 19%，表明流经肾时约有 1/5 的血浆由肾小球滤过到肾小囊腔中。

二、肾小管和集合管的重吸收

原尿进入肾小管后称小管液。小管液流经肾小管和集合管时，其中水和大部分溶质被上皮细胞重新转运回血液的过程，称为肾小管和集合管的重吸收（reabsorption）。正常成人每 24 小时两肾生成原尿量达 180L，而终尿量仅约 1.5L，表明原尿中约 99% 的水在流经肾小管和集合管时被重吸收，同时其他物质也被不同程度的重吸收。

重吸收的方式分为主动和被动两种。主动重吸收是上皮细胞逆浓度差或电位差转运物质的形式，需要细胞消耗能量。被动重吸收是小管液中的物质顺浓度差或电位差转运的形式，不需要细胞额外消耗能量。肾小管和集合管都具有重吸收能力，其中重吸收能力最强的是近端小管。小管液中几乎全部的葡萄糖、氨基酸以及大部分的水、无机盐等都在近段小管重吸收。重吸收具有两个特点：①选择性：各种物质重吸收的比例是不同的，如葡萄糖、氨基酸是完全重吸收,Na^+、K^+、HCO_3^- 是部分重吸收,肌酐不能被重吸收。通过选择性重吸收可以保留机体所需的营养物质,同时清除体内代谢终产物、过剩物质及有害物质;②有限性:当小管液中某物质含量过高,超过肾小管对该物质的重吸收极限,尿液中即开始出现该物质。

(一) Na^+、Cl^- 和水的重吸收

小管液中 Na^+ 和 Cl^- 的重吸收率为 99%,其中 65%~70% 在近端小管。Na^+ 为主动重吸收,其过程是:上皮细胞膜的钠泵转运细胞内的 Na^+ 到细胞间隙和组织液,细胞内 Na^+ 浓度降低,小管液中的 Na^+ 扩散至上皮细胞内。伴随 Na^+ 的主动重吸收,小管中电位降低,上皮细胞内电位升高,形成电位差,使 Cl^- 顺电位差被动重吸收(图7-3)。

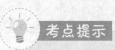

图 7-3　近端小管重吸收 Na^+ 和水的机制示意图
空心圆表示钠泵

小管液中水的重吸收率为 99%,其中约 70% 在近端小管,水借助 Na^+、Cl^- 重吸收后小管液渗透压降低形成的渗透压差而被动重吸收(图7-3),与机体是否缺水无关,属于必需重吸收。另外约 20%~30% 水的重吸收在远曲小管和集合管,可根据机体对水的需求,受抗利尿激素的调节而进行重吸收,属于调节重吸收。当机体缺水时,抗利尿激素分泌增多,集合管对水的通透性增高,水的重吸收增多;反之,体内水分过多时,则减少水的重吸收。正常情况下,必需重吸收对尿量没有明显的影响,调节重吸收是影响尿量的关键。由于水的重吸收率为 99%,排出的水只占原尿量的 1%,所以水的重吸收减少 1%,尿量就会增加一倍。

(二) HCO_3^- 的重吸收

正常情况下,肾小球滤过的 HCO_3^- 几乎全部被重吸收,其中约 80% 是在近端小管。近端小管重吸收 HCO_3^- 是以 CO_2 的形式进行。小管液中 HCO_3^- 不易透过上皮细胞膜,先与 H^+ 结合生成 H_2CO_3,再解

> **考点提示**
>
> Na^+、水、HCO_3^- 的重吸收

离为 CO_2 和 H_2O,随即 CO_2 以单纯扩散方式进入上皮细胞,进入细胞内的 CO_2 和 H_2O 在碳酸酐酶催化下再合成 H_2CO_3,后者很快解离为 H^+ 和 HCO_3^-。因 CO_2 是高脂溶性物质,可迅速透过细胞膜,故 HCO_3^- 的重吸收优先于 Cl^- 的重吸收。

(三) 葡萄糖和氨基酸的重吸收

小管液中的葡萄糖全部在近端小管重吸收,肾小管其他各段对葡萄糖没有重吸收能力。近端小管上皮细胞膜上存在 Na^+- 葡萄糖同向转运体,小管液中的葡萄糖和 Na^+ 与同向转运体结合后,可转运至细胞内(图7-4)。葡萄糖的重吸收是逆浓度差进行的,依赖于 Na^+ 顺浓度差转运时释放的势能,属于继发性主动转运。如机体缺 Na^+ 或 Na^+ 的重吸收减少,葡萄糖的重吸收就会减少。

由于近端小管上皮细胞膜上 Na^+- 葡萄糖同向转运体的数目有限,所以近端小管对葡萄糖的重吸收也有一定限度。当血糖浓度升高到一定水平时,近端小管对葡萄糖的重吸收达

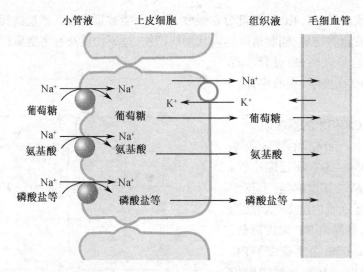

图 7-4 近端小管重吸收葡萄糖、氨基酸机制示意图
实心圆表示同向转运体，空心圆表示钠泵

到极限，血糖浓度如继续升高，葡萄糖不能全部被重吸收，尿中即出现葡萄糖。尿中开始出现葡萄糖时的最低血糖浓度称为肾糖阈。肾糖阈可反映肾小管对葡萄糖的最大重吸收限度，其正常值约 $8.88 \sim 9.99 mmol/L$。

氨基酸几乎全部在近端小管重吸收，其重吸收机制和葡萄糖一样，也是借助于 Na^+ 重吸收而产生继发性主动转运（图 7-4）。

（四）其他物质的重吸收

小管液中绝大部分的 K^+ 在近端小管重吸收，K^+ 的重吸收是逆浓度差、逆电位差而进行的主动重吸收。HPO_4^{2-}、SO_4^{2-} 与葡萄萄相同，是与 Na^+ 同向转运的主动重吸收（图 7-4）。尿素是在近端小管顺浓度差扩散而被动重吸收。正常滤过的微量小分子蛋白可通过肾小管上皮细胞的吞饮作用而重吸收。

三、肾小管和集合管的分泌

肾小管和集合管上皮细胞将细胞内的代谢产物或血浆中的物质转运至小管液中的过程，称为肾小管和集合管的分泌（secretion）。肾小管和集合管分泌的主要物质有 H^+、NH_3 和 K^+ 等。

（一）H^+ 的分泌

肾小管和集合管的上皮细胞均可分泌 H^+，以近端小管分泌量最大。近端小管分泌 H^+ 是通过 Na^+- H^+ 交换实现的，其过程是：上皮细胞内的 CO_2 和 H_2O 在碳酸酐酶催化下结合生成 H_2CO_3，进而解离成 H^+ 和 HCO_3^-。H^+ 经细胞膜上的转运体分泌至小管中，HCO_3^- 留在上皮细胞内。H^+ 的分泌造成小管内外的电位变化，Na^+ 经同一转运体被动转运至上皮细胞，再经钠泵转运至组织液，之后转移入血，HCO_3 随着 Na^+ 转移入血。因此，上皮细胞分泌一个 H^+，同时重吸收一个 Na^+ 和一个 HCO_3^-（图 7-5）。H^+ 的分泌具有排酸保碱的作用，是肾调节酸碱平衡的重要机制。

（二）NH_3 的分泌

NH_3 是远曲小管和集合管上皮细胞内谷氨酰胺脱氨基而来。NH_3 的分泌与 H^+ 的分泌

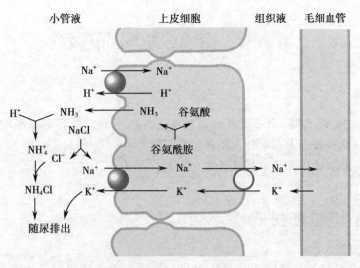

图 7-5 H^+、NH_3、K^+ 分泌关系示意图
实心圆表示转运体,空心圆表示钠泵

密切相关。NH_3 是脂溶性分子,能以单纯扩散方式跨膜向 pH 值低的方向扩散。H^+ 的分泌降低小管液的 pH 值,促进上皮细胞内的 NH_3 分泌至小管液,NH_3 与 H^+ 结合生成 NH_4^+,NH_4^+ 与小管液中的 Cl^- 结合生成 NH_4Cl,随尿排出(图 7-5)。因分泌的 NH_3 与 H^+ 结合,可降低小管液中的 H^+ 浓度,从而促进 H^+ 的分泌,同时间接促进 HCO_3^- 的重吸收,故 NH_3 的分泌有间接排酸保碱的作用,也是肾调节酸碱平衡的机制之一。

(三) K^+ 的分泌

终尿中的 K^+ 来自远曲小管和集合管的分泌。远曲小管和集合管上皮细胞对 Na^+ 主动重吸收造成小管腔内负电位,K^+ 顺电位差从上皮细胞被动转运至小管液,实现 Na^+-K^+ 交换。Na^+-K^+ 交换和 Na^+-H^+ 交换都与 Na^+ 的重吸收耦联,故 K^+ 的分泌和 H^+ 的分泌之间呈竞争性抑制关系。酸中毒时 Na^+-H^+ 交换加强,抑制 Na^+-K^+ 交换,K^+ 的分泌减少,出现高钾血症。相反,碱中毒 Na^+-H^+ 交换减少,Na^+-K^+ 交换加强,K^+ 随尿排出增多,出现低钾血症。

(四) 其他物质的分泌

进入体内的某些物质如青霉素、酚红和一些利尿药,可在近端小管主动分泌到小管腔中而排出体外。

 知识链接

肾 图

肾图是一种简便、安全、敏感、快速的肾功能测定方法。静脉注射一能迅速通过肾脏分泌和排泄的放射性药物,将两台探测器分别对准左右肾,记录放射性药物在肾脏中通过所需的时间及放射性强度,描记成曲线即为肾图。肾图可测算肾小球滤过率和肾血流量,还可观察慢性肾炎、慢性肾盂肾炎和肾结核等治疗前后的功能改变,也用于监测肾移植。

第二节 影响尿生成的因素

案例

患者,女,36岁,已婚。行子宫及卵巢B超检查时,为便于观察需要憋足尿后再进行。

请问:1. 建议该患者采取什么措施增加尿量?

2. 采取该措施的依据是什么?

一、影响肾小球滤过的因素

(一) 肾血流量

正常成人安静时每分钟肾血流量约1000~1200ml,占心输出量的20%~25%,而在尿生成的过程中肾的氧耗量只占机体基础氧耗量的10%,可见肾血流量远超过其自身代谢需要。丰富的血液供应使肾可以对血液进行反复滤过和选择性重吸收,保留对机体有用的物质,清除代谢产物和过剩物质,维持内环境的相对稳定。肾血流量是肾小球滤过的前提,肾血流增加则肾小球滤过率增大,肾血流减少则肾小球滤过率减小。

1. 自身调节 安静状态下,当动脉血压在一定范围内(80~180mmHg)变动时,肾血流量能保持相对稳定(图7-6)。当动脉血压在一定范围内降低时,肾血管舒张,肾血管阻力将相应降低;反之,当动脉血压升高时,肾血管收缩,肾血管阻力则相应增加,使肾血流量保持相对恒定。这种不依赖神经和体液调节,肾血流量在一定的动脉血压变动范围内保持恒定的现象,称为肾血流量的自身调节。

2. 神经和体液调节 肾血流量的神经调节表现为交感神经活动增强时,引起肾血管收缩,肾血流量减少;肾交感神经活动减弱时,引起肾血管舒张,肾血流量增加。体液因素中,肾上腺素、去甲肾上腺素、血管升压素、血管紧张素等均可使肾血管收缩,

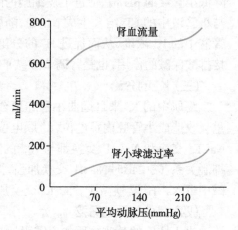

图7-6 肾血流量、肾小球滤过率与动脉血压的关系

肾血流量减少,肾小球滤过率降低。在剧烈运动或大失血、中毒性休克、缺O_2等状态时,通过肾血流量的神经和体液因素调节使肾血流量减少,血液重新分配,保证脑、心等重要器官的血液供应。

总之,在安静时肾血流量通过自身调节维持相对恒定,在应急状态下则受到神经和体液因素的调节。

(二) 滤过膜

正常情况下,肾小球的总滤过面积保持稳定。在急性肾小球肾炎时,肾小球毛细血管管腔狭窄或阻塞,有滤过功能的肾小球减少,以致有效滤过面积减少,导致肾小球滤过率降低,从而出现少尿甚至无尿;病理情况下,如滤过膜上带负电荷的物质减少或消失,使滤过膜的电学屏障作用减弱,导致带负电荷的血浆蛋白滤过量增加,从而出现蛋白尿;如滤过膜的机

械屏障受损,导致正常时不能滤出的红细胞也可通过滤过膜,从而出现血尿。

(三) 肾小球有效滤过压

肾小球有效滤过压是肾小球滤过的动力,由三个因素组成。任一因素变化都会使有效滤过压变化,继而影响肾小球滤过。

1. **肾小球毛细血管血压** 由于肾血流量的自身调节机制,动脉血压变动在 80~180mmHg 范围内时,肾毛细血管血压和有效滤过压保持稳定,肾小球滤过率也相对稳定(图 7-6)。当动脉血压在 80mmHg

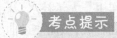
考点提示
影响肾小球滤过的因素

以下时,肾血管平滑肌的舒张达到极限,肾血流量的自身调节不能维持,肾血流量减少,肾毛细血管血压和有效滤过压相应下降,肾小球滤过率也下降。当动脉血压降到 40mmHg 以下时,肾血流量急剧减少,有效滤过压和肾小球滤过率降低为零,尿生成停止,导致无尿。

2. **血浆胶体渗透压** 正常情况下,血浆胶体渗透压不会有很大变动。静脉注射大量生理盐水、严重营养不良及肝肾疾病会使血浆蛋白浓度下降,导致血浆胶体渗透压下降,有效滤过压升高,肾小球滤过率升高。

3. **囊内压** 生理情况下,肾小囊内压比较稳定。但肾盂结石、输尿管结石或肿瘤压迫等因素造成尿路梗阻时,肾小囊内压升高,有效滤过压下降,肾小球滤过率也下降。

二、影响肾小管、集合管重吸收和分泌的因素

(一) 小管液溶质浓度

小管液渗透压是肾小管和集合管重吸收水的阻力。小管液渗透压是由其中的溶质所决定,若溶质浓度升高,则渗透压随之升高,肾小管和集合管对水的重吸收减少,结果使尿量增多,这种情况称渗

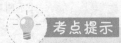
考点提示
渗透性利尿

透性利尿。糖尿病患者出现多尿即由渗透性利尿所致。糖尿病患者血糖浓度升高,超过肾糖阈,近端小管不能重吸收全部葡萄糖,造成小管液中葡萄糖浓度升高,小管液渗透压升高,阻碍水的重吸收,不仅在尿中出现葡萄糖,而且尿量增加。临床上给患者静脉注入可以被肾小球滤过,但不能被肾小管重吸收的药物如甘露醇等,可产生渗透性利尿效应,使尿量增加。

(二) 抗利尿激素

抗利尿激素(antidiuretic hormone,ADH)由下丘脑视上核和室旁核的神经元分泌,经下丘脑 - 垂体束至神经垂体贮存并释放入血。抗利尿激素的生理作用是提高远曲小管和集合管上皮细胞对水的通透性,促进水的重吸收,使尿量减少(抗利尿)。抗利尿激素的释放受多重因素的调节,其中最重要的因素是血浆晶体渗透压和循环血量。

1. **血浆晶体渗透压** 血浆晶体渗透压的变化是调节抗利尿激素分泌最重要的因素。在下丘脑存在渗透压感受器,对血浆晶体渗透压的变化很敏感。大量出汗、严重呕吐、腹泻等情况下,机体丧失水分多于丧失溶质,血浆晶体渗透压升高,可刺激下丘脑渗透压感受器兴奋,引起抗利尿激素合成和释放增加,使远曲小管和集合管对水的重吸收增加,尿量减少,利于血浆晶体渗透压恢复正常。相反,一次性大量饮清水后,体液被稀释,血浆晶体渗透压降低,导致抗利

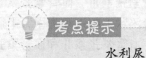
考点提示
水利尿

尿激素的合成和释放减少,使远曲小管和集合管对水的重吸收减少,尿量增加,利于体内多余的水分及时排出。这种大量饮用清水引起抗利尿激素减少,尿量明显增多的现象称为水利尿。

2. 循环血量 在左心房和胸腔大静脉管壁上存在容量感受器,传入的冲动对抗利尿激素的释放起抑制作用。大量补水、补液时,循环血量增多,对容量感受器的刺激增强,抑制抗利尿激素的合成和释放,从而使远曲小管和集合管对水的重吸收减少,尿量增多(利尿)。在急性大失血、严重呕吐、腹泻等情况引起循环血量减少时,发生相反的变化(抗利尿)。

血浆晶体渗透压和循环血量的变化都可反射性地调节抗利尿激素的释放,以维持血浆晶体渗透压和血容量的相对稳定(图 7-7)。在临床上,由于下丘脑、下丘脑 - 垂体束或神经垂体病变,引起抗利尿激素分泌或释放障碍,病人尿量显著增多,每日可达 10L 以上,称为尿崩症。

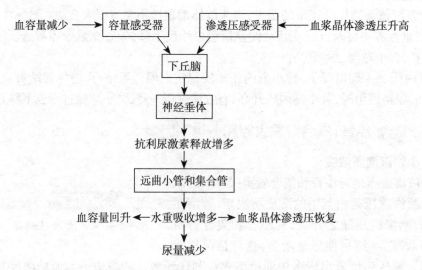

图 7-7 抗利尿激素分泌和释放调节示意图

(三) 醛固酮

肾上腺皮质球状带合成和释放醛固酮,其生理作用是促进远曲小管和集合管对 Na$^+$ 的重吸收,促进 K$^+$ 的分泌。Na$^+$ 重吸收同时伴有 Cl$^-$ 和水重吸收,因此醛固酮具有保 Na$^+$、排 K$^+$ 和间接保水的作用,可使血 Na$^+$ 浓度增高,血 K$^+$ 浓度降低,血容量增加,尿量减少。醛固酮的分泌主要受肾素 - 血管紧张素 - 醛固酮系统以及血 Na$^+$、血 K$^+$ 浓度的调节。

1. 肾素 - 血管紧张素 - 醛固酮系统 肾素是肾缺血时近球细胞分泌的一种蛋白水解酶,可催化血浆中的血管紧张素原水解为血管紧张素Ⅰ。血管紧张素Ⅰ在转换酶作用下降解为血管紧张素Ⅱ,血管紧张素Ⅱ在氨基肽酶的作用下降解成血管紧张素Ⅲ。血管紧张素Ⅰ可刺激肾上腺髓质分泌肾上腺素和去甲肾上腺素而增加心输出量。血管紧张素Ⅱ和血管紧张素Ⅲ有收缩血管和刺激醛固酮分泌的作用(图 7-8),其

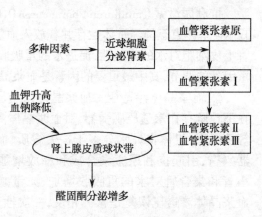

图 7-8 醛固酮分泌调节示意图

中血管紧张素Ⅱ收缩血管的作用较强,而血管紧张素Ⅲ则对刺激肾上腺皮质合成和释放醛固酮的作用较强。肾素、血管紧张素和醛固酮之间存在密切的功能联系,合称为肾素 - 血管紧张素 - 醛固酮系统。

2. 血 Na^+、血 K^+ 浓度　血 Na^+ 浓度降低或血 K^+ 浓度升高,可直接刺激肾上腺皮质球状带分泌醛固酮,从而促进保 Na^+、排 K^+。

第三节　尿液及其排放

案例

在上课、开会等不便的情形下,很多同学都有过憋尿的经历。人在短时间内可以憋尿,但时间一长就无法忍住,必须及时排出。

请问:1. 正常人一天的排尿量是多少?

2. 尿液如何排出的?

3. 为什么人在产生尿意后可以控制排尿?

一、尿液

肾小球滤过生成的原尿,通过肾小管和集合管的重吸收和分泌后成为终尿,并排出体外,终尿即尿液。尿液的成分和量是反映肾功能的重要指标。

(一)尿量

正常成年人每 24 小时排出的尿量为 1000~2000ml。每 24 小时尿量在 2500ml 以上称为多尿;每 24 小时尿量少于 400ml 或每小时尿量持续少于 17ml 称为少尿;每 24 小时尿量不足 100ml 称为无尿。正常人每 24 小时产生的固体代谢产物至少需溶解在 500ml 尿液中才能排出体外。少尿和无尿可造成体内代谢产物(尿素氮、肌酐等)蓄积;多尿使机体水分大量丢失,引起脱水。总之,多尿、少尿和无尿均属异常,会破坏机体内环境的相对稳定。

考点提示

尿量正常值

(二)尿液的成分及理化性质

1. 成分　尿液中水占 95%~97%,其余 3%~5% 为固体物质,包括有机物和无机物两类。有机物主要是尿素、肌酐、尿酸、氨等蛋白质代谢产物;无机物主要是 Na^+、K^+、Cl^-、Mg^{2+}、Ca^{2+}、磷酸盐等。尿液中含有微量的蛋白质、酮体等,一般含量极少,难以测出。

2. 颜色　正常新鲜的尿液为淡黄色透明液体,其颜色主要来自胆红素代谢产物(尿胆原、尿胆素)。尿量多时颜色浅,尿量少时颜色深。尿液放置后出现微量絮状沉淀。

3. 酸碱度　正常尿液呈酸性,pH 值 5.0~7.0。尿液放置过久,细菌分解尿素使尿液变为碱性。饮食可影响尿液的酸碱度,荤食者尿液偏酸性,素食者尿液偏碱性。

4. 比重和渗透压　正常尿液的比重为 1.012~1.025。大量饮水后,尿比重可降至 1.002;机体缺水时,尿比重可高达 1.035。尿比重的波动与尿中溶质的浓度变化呈正相关。尿液的渗透压高于血浆渗透压为高渗尿,低于血浆渗透压为低渗尿。通常机体排出的尿液是不同程度的高渗尿。

二、尿的排放

（一）尿的输送与贮存

原尿经肾小管、集合管重吸收和分泌后形成终尿。终尿离开集合管，汇入肾乳头，再依次流过肾小盏和肾大盏汇集到肾盂。在压力差和肾盂的收缩下，终尿流入输尿管。输尿管的节律性蠕动将尿液输送至膀胱贮存。膀胱内的尿达到一定量时，引起反射性排尿，尿液经尿道排出体外。

尿是连续不断生成的，而膀胱的排尿是间歇进行的。正常人膀胱贮存尿量达 100~150ml 时，即出现膀胱充盈感；膀胱贮存尿量达 200ml 及以上时，即出现尿意；膀胱贮存尿量达 400~500ml 时，即引起排尿活动。

（二）排尿反射

排尿是一个反射活动，排尿初级中枢在骶段脊髓，受大脑皮质高位中枢的控制。当膀胱内尿量充盈到约 400~500ml 时，膀胱内压明显升高，膀胱壁上的感受器受牵张刺激而兴奋，冲动沿盆神经传入骶段脊髓的排尿初级中枢，继而上传到达大脑皮质的排尿高位中枢，引起尿意。如环境条件不允许排尿，大脑皮质发出抑制性冲动到排尿初级中枢，抑制排尿。如环境条件许可，大脑皮质发出兴奋性冲动到排尿初级中枢，加强排尿初级中枢的活动，使盆神经兴奋，引起膀胱逼尿肌收缩，尿道内括约肌舒张；使阴部神经抑制，尿道外括约肌舒张，尿液排出。流经后尿道的尿液可刺激尿道壁上的感受器，冲动沿传入神经再次传至排尿初级中枢，进一步加强其活动(图 7-9)，这一正反馈过程可反复进行，直至膀胱内尿液被排完为止。

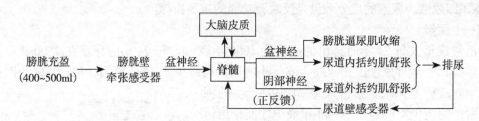

图 7-9 排尿反射过程示意图

婴幼儿因大脑皮质的发育尚未完善，对脊髓排尿初级中枢的控制能力较弱，故排尿次数多，且易发生夜间遗尿现象。

（三）排尿异常

1. 尿频　正常成人白天排尿 4~6 次，夜间 0~2 次。排尿次数明显增多称为尿频。尿频的原因以炎症或机械性刺激多见，如发生在膀胱尿道的炎症或结石。生理性尿频的原因有饮水过多、精神紧张或气候改变等。

2. 尿潴留　膀胱内尿液充盈但不能自行排出称为尿潴留。多见于支配膀胱的盆神经或脊髓排尿初级中枢障碍。

3. 尿失禁　排尿反射失去意识控制称为尿失禁。多见于脊髓受损，排尿初级中枢与大脑皮质的联系中断而引起。

💻 本章小结

　　1. 尿生成的过程包括：肾小球的滤过；肾小管和集合管的重吸收；肾小管和集合管

的分泌。

2. 肾小球滤过的结构基础是滤过膜,肾小球滤过的动力是有效滤过压,衡量肾小球滤过功能的指标是肾小球滤过率。

3. 影响肾小球滤过的因素是:肾血浆流量、有效滤过压、滤过膜的面积和通透性。

4. 影响肾小管和集合管重吸收和分泌的因素是:小管液溶质浓度、抗利尿激素、醛固酮。

5. 尿液连续生成,间歇性排放。多于或少于正常尿量均属异常。

(郭 燕)

 目标测试

A1 型题

1. 肾小球滤过率是单位时间内
   A. 一侧肾生成的原尿量
   B. 一侧肾单位生成的原尿量
   C. 两肾生成的原尿量
   D. 两肾生成的终尿量
   E. 一侧肾生成的终尿量

2. 正常情况下,不能通过滤过膜的物质是
   A. 氨基酸
   B. Na^+
   C. 血浆白蛋白
   D. 葡萄糖
   E. 肌酐

3. 下列哪种情况尿量不增加
   A. 尿崩症
   B. 糖尿病
   C. 交感神经兴奋
   D. 注射甘露醇
   E. 注射大量生理盐水

4. 肾对葡萄糖重吸收的部位是在
   A. 近端小管
   B. 髓袢升支细段
   C. 髓袢降支粗段
   D. 远曲小管
   E. 集合管

5. 正常成人的肾小球滤过率约为
   A. 25ml/min
   B. 50ml/min
   C. 75ml/min
   D. 100ml/min
   E. 125ml/min

6. 正常成人的滤过分数为
   A. 9%
   B. 19%
   C. 29%
   D. 39%
   E. 49%

7. 排尿反射的初级中枢位于
   A. 延髓
   B. 下丘脑
   C. 大脑皮质
   D. 骶段脊髓
   E. 腰段脊髓

8. 主动重吸收 Cl^- 的部位是
   A. 近端小管
   B. 远曲小管
   C. 髓袢
   D. 集合管
   E. 远曲小管和集合管

9. 近端小管重吸收 HCO_3^- 的形式是
   A. H^+
   B. OH^-
   C. CO_2

D. HCO_3^- E. $NaHCO_3$

10. 不影响肾小球滤过的因素是
    A. 肾血流量   B. 血糖浓度   C. 滤过膜的通透性
    D. 滤过膜的面积   E. 肾小球有效滤过压

11. 对原尿的成分叙述正确的是
    A. 血钠浓度比血浆高   B. 血钾浓度比血浆高   C. 蛋白质比血浆少
    D. 葡萄糖比血浆少   E. 葡萄糖比终尿少

12. 渗透性利尿是指
    A. 大量饮清水使尿量增多   B. 肾小管对水通透性降低使尿量增多
    C. 抗利尿激素分泌减少使尿量增多   D. 醛固酮分泌减少使尿量增多
    E. 肾小管溶质浓度增高使尿量增多

13. 醛固酮的生理作用是
    A. 保钠保钾   B. 保钠排水   C. 保钠排钾
    D. 保钾排水   E. 保钾排钠

14. 肾小管每分泌一个H^+,同时重吸收
    A. 一个Na^+和一个HCO_3^- B. 一个K^+和一个HCO_3^- C. 一个Na^+和一个Cl^-
    D. 一个Na^+和一个K^+ E. 一个Cl^-和一个HCO_3^-

15. 下列变化,使醛固酮的分泌增多的是
    A. 血Na^+减少,血K^+减少   B. 血Na^+减少,血K^+增加
    C. 血Na^+不变,血K^+增加   D. 血Na^+增加,血K^+减少
    E. 血Na^+增加,血K^+增加

16. 人体最主要的排泄器官是
    A. 肠道   B. 汗腺   C. 皮肤
    D. 肺   E. 肾

17. 某患者24小时尿量为300ml,属于
    A. 无尿   B. 少尿   C. 多尿
    D. 尿量正常   E. 尿量偏少

18. 高位截瘫患者排尿障碍为
    A. 尿频   B. 尿痛   C. 尿崩症
    D. 尿失禁   E. 尿潴留

19. 促进抗利尿激素释放的因素是
    A. 血浆胶体渗透压升高   B. 血浆晶体渗透压升高
    C. 血浆胶体渗透压下降   D. 血浆晶体渗透压下降
    E. 毛细血管血压升高

20. 重吸收Na^+能力最强的部位是
    A. 近端小管   B. 远曲小管和集合管   C. 远端小管
    D. 髓袢   E. 集合管

21. 糖尿病患者尿量增多的原因是
    A. 肾小球滤过率增多   B. 渗透性利尿   C. 水利尿
    D. 抗利尿激素减少   E. 醛固酮分泌减少

22. 动脉血压在 80~180mmHg 范围内波动时肾血流量保持不变,是由于

    A. 神经调节   B. 体液调节   C. 神经及体液调节

    D. 自身调节   E. 以上都不是

23. 肾小管和集合管对水的重吸收减少 1%,尿量将增加

    A. 1%   B. 2%   C. 10%

    D. 1 倍   E. 2 倍

B 型题

(24~26 题共用备选答案)

    A. 近端小管   B. 远曲小管和集合管   C. 远端小管

    D. 髓袢   E. 集合管

24. 小管液中大部分溶质重吸收的部位是

25. 抗利尿激素作用的主要部位是

26. 醛固酮作用的主要部位是

(27~30 题共用备选答案)

    A. 肾素   B. 血管紧张素 I   C. 血管紧张素 II

    D. 血管紧张素 III   E. 醛固酮

27. 近球细胞分泌的是

28. 可刺激肾上腺髓质分泌的是

29. 缩血管作用较强的是

30. 主要刺激肾上腺皮质分泌的是

第八章　感　觉　器　官

 学习目标

1. 掌握：眼的折光功能；声波传入内耳的途径。
2. 熟悉：眼的感光交换功能；耳的听觉功能。
3. 了解：感受器和感觉器官的概念；与视觉有关的生理现象；内耳的位置觉、运动觉功能和前庭反应。

　　感觉是人对客观物质世界在主观上的反映。各种刺激首先作用于机体内不同的感受器或感觉器官，再转换为相应的神经冲动，沿一定的神经传入通路到达大脑皮质的特定部位，经过中枢神经系统的整合，从而产生相应的感觉。
　　感受器是指能够感受机体内外环境变化的结构或装置。如感觉神经末梢、肌梭、视网膜上的感光细胞等。感受器连同一些有利于感受刺激的附属结构，即构成感觉器官。人体最主要的感觉器官有视觉器官、听觉器官和前庭器官。

第一节　视　觉　器　官

 案例

　　据国家教育部、卫生部最新调查，目前我国共有 4 亿多近视眼患者，近视发病率达 33.3%，小学生近视率超过 25%，初中生近视率达到 70%，高中生近视率达到 85%。我国每年近视的发病率以 8% 的速度增长，居世界第一位，其中青少年是近视眼的"重灾区"。
　　请问：1. 你知道的导致近视的因素有哪些？
　　　　　2. 如何进行近视的预防及矫正？

　　视觉器官（眼）由折光系统和感光系统两部分组成。研究表明，人脑获取的外界信息中，70% 以上来源于视觉，因此，眼是人体最重要的感觉器官。在 380~760nm 的可见光谱范围内，外界物体发出的光线，经过眼的折光系统，在视网膜上形成物像，刺激视网膜的感光细胞，将光能转变为神经冲动，沿视神经传入视觉中枢，从而产生视觉（vision）。

一、眼的折光功能

（一）眼的折光与成像
眼的折光系统包括角膜、房水、晶状体和玻璃体，其折光成像原理与凸透镜的成像原理基本相似,但复杂许多。为了便于理解,通常用简化眼来说明折光系统的成像功能(图8-1)。

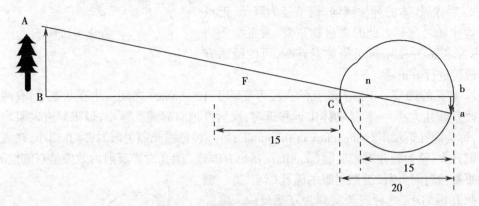

图 8-1 简化眼及其成像示意图

单位:mm AB:物体 ab:物像 F:前主焦点 n:节点 C:角膜表面

简化眼(reduced eye)是一个人工设定的折光率为 1.33 的单球面折光体,角膜的曲率半径为 5mm(即节点 n 在球形界面后方 5mm 的位置),后主焦点在节点后 15mm 处。这个模型与生理安静状态下的人眼相似,正好能使物体发出的平行光线聚焦在视网膜上,形成一个清晰的物像。

(二) 眼的调节

正常人眼在安静状态下看 6m 以外的远物时,由于物体发出的光线射入眼内时近似平行光线,经折射后正好成像在视网膜上,所以不需要调节即可看清物体。当看 6m 以内的物体时,随物体的移近光线从平行逐渐变为辐射,经折射后,聚焦在视网膜的后方,不能在视网膜上清晰成像。为了看清物体,眼会进行相应的调节反应。眼在视近物时的调节反应包括晶状体的调节、瞳孔的调节和双眼会聚。

1. 晶状体的调节 晶状体呈双凸透镜状,富有弹性,其周边借睫状小带与睫状体相连。睫状肌的舒缩可改变晶状体的凸度。眼在安静状态下或看远物时,交感神经兴奋,睫状肌辐射状肌纤维收缩,睫状小带被拉紧,晶状体处于扁平状态,折光力减弱,远处物体成像在视网膜上。当看 6m 以内的物体时,视网膜上模糊的物像信息传到大脑皮质,可反射性地引起副交感神经兴奋,睫状肌环状肌纤维收缩,睫状小带松弛,晶状体由于其自身的弹性而变凸,折光力增大,从而使物像前移,成像在视网膜上(图8-2)。

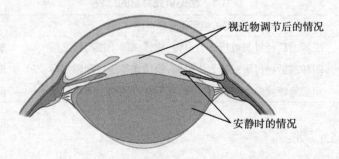

视近物调节后的情况

安静时的情况

图 8-2 晶状体和瞳孔的调节示意图

眼看近物时的调节能力主要决定于晶状体的调节,晶状体的调节能力有一定限度,当眼作最大调节时,所能看清物体的最近距离称为近点(near point)。近点越近,调节能力越强,说明晶状体的弹性越好。随着年龄的增长，一般在40岁以后，晶状体的弹性减弱，调节能力降低，近点的位置也随之远移。此时看远物正常，看近物不清楚，称为老视（presbyopia），俗称老花眼，可配戴适宜的凸透镜进行矫正。

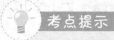

考点提示

晶状体的调节

2. 瞳孔的调节 正常人瞳孔的直径可变动于1.5~8.0mm之间。生理状态下，有两种情况可改变瞳孔大小：一种是物体由远移近时，反射性地引起瞳孔缩小，以限制进入眼内的光线量，称为瞳孔近反射（near reflex of the pupil）；另一种是强光照射眼时，瞳孔缩小，在强光离开后则开大，称为瞳孔对光反射（pupillary light reflex）。瞳孔对光反射的效应是双侧性的，即一侧眼被照射时，不仅被照射眼的瞳孔缩小，另一侧眼的瞳孔也缩小，这种现象又称为互感反应。瞳孔对光反射的中枢在中脑，临床上常把它作为判断中枢神经系统病变部位、麻醉的深度和病情危重程度的重要指标。

3. 双眼会聚 当双眼注视一个由远移近的物体时，两眼视轴同时向鼻侧会聚的现象，称为双眼会聚（convergence reflex）。其意义在于使物体成像于两眼视网膜的对称点上，从而产生清晰地视觉，避免复视。

（三）眼的折光异常

正常人眼看6m以外的远物时，无需作任何调节就可使平行光线聚焦于视网膜上；看近物时，只要物距不小于近点，经过调节也能在视网膜上清晰成像，这种眼称正视眼（emmetropia）。若眼球形态或折光能力异常，安静状态下平行光线不能聚焦于视网膜上，这种现象称为折光异常（或屈光不正），包括近视、远视和散光（图8-3）。其形成原因和矫正方法各不相同（表8-1）。

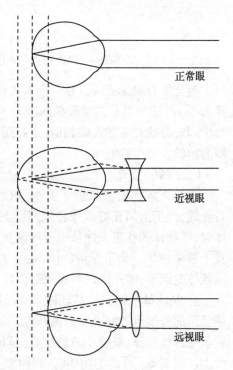

正常眼

近视眼

远视眼

图8-3 眼折光异常及其矫正

表8-1 常见折光异常的比较

折光异常	产生原因及成像特点	矫正方法
近视	眼球前后径过长或折光力过强，物体成像于视网膜之前	配戴凹透镜
远视	眼球前后径过短或折光力过弱，物体成像于视网膜之后	配戴凸透镜
散光	角膜经纬线曲率半径不一致，不能在视网膜上清晰成像	配戴圆柱形透镜

二、眼的感光功能

（一）视网膜的结构特点

视网膜的基本功能是感受光线刺激，将光能转换为神经纤维上的电活动。这一功能与视网膜的感光细胞有关。感光细胞包括视杆细胞和视锥细胞两种（表8-2）。

表 8-2 视杆细胞与视锥细胞的比较

感光细胞	分布	特点
视杆细胞	主要分布于视网膜的周边部	对光的敏感性高,主要感受暗光刺激
视锥细胞	主要分布于视网膜的中央部,黄斑的中央凹最为密集	对光的敏感性低,主要感受强光刺激,可分辨颜色

(二) 视杆细胞的感光原理

现已证实,视紫红质是视杆细胞内的感光物质,它由一分子视蛋白与一分子视黄醛的生色基团组成。当光线照射时,视紫红质迅速分解为视蛋白与视黄醛;光线变暗时,又重新合成(图 8-4)。这一光化学反应是可逆的,其反应的平衡点取决于光照的强度。在视紫红质合成和分解的过程中,有一部分视黄醛被消耗,这需要依靠食物中的维生素 A 来补充。如果长期维生素 A 摄入不足,就会影响人的暗视觉,引起夜盲症。

(三) 视锥细胞与色觉

人眼的视网膜上分布有三种不同的视锥细胞,分别含有对红、绿、蓝三种光敏感的感光色素。当不同波长的光线作用于视网膜时,可使三种视锥细胞按一定的比例产生不同程度的兴奋,信息传至视觉中枢,即可产生不同颜色的感觉。

考点提示

夜盲症

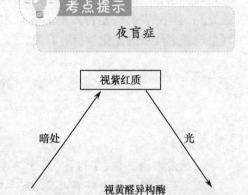

图 8-4 视紫红质的光化学反应

色觉是一种复杂的物理、心理现象。可见光波范围内人眼可区分约 150 种颜色。色觉障碍包括色盲和色弱两种。色盲是指对全部或部分颜色缺乏分辨能力,色盲绝大多数是遗传因素造成的,最常见的是红绿色盲。色弱是指对某种颜色的识别能力较弱,多由后天因素引起。

三、与视觉有关的几种生理现象

(一) 视力

视力(visual acuity,又称视敏度),是指眼分辨物体细微结构的能力。视力的好坏通常以视角大小来衡量。视角(visual angle)是指物体上两点发出的光线射入眼球经节点交叉所形成的夹角(图 8-5)。视角越小,视力越好。一般正常眼能分辨的视角约为 1 分。视力表就是依据这一原理设计的。

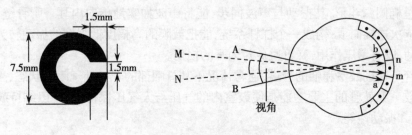

图 8-5 视敏度示意图

(二) 视野

视野(visual field)是指单眼固定注视正前方一点时,该眼所能看见的空间范围。受面部结构的影响,颞侧视野大于鼻侧,下方视野大于上方。在同一光照条件下,不同颜色的视野也不同,白色视野最大,其次是黄色、蓝色、红色,绿色视野最小。视野检查可辅助判断某些视网膜或视觉传导通路的病变。

(三) 暗适应与明适应

暗适应(dark adaptation)是指人从明亮处突然进入暗处时,最初看不清任何东西,经过一定时间后,在暗处的视觉逐渐恢复的现象。相反,从暗处突然进入明亮处,最初感到耀眼的光亮,看不清物体,稍待片刻后视觉才逐渐恢复,这种现象称为明适应。暗适应和明适应现象与视紫红质的光化学反应有关。

第二节 听觉器官与前庭器官

 案例

随着湖南卫视《变形计》第十二季的播出,来自云南江城的哈尼族少年李东伟走进了大家的视野。由于爸爸耳聋,无法与他人顺利沟通,小东伟时常遭受伙伴们的嘲笑,父亲也因此心怀愧疚。此次城市之行,小东伟最大的心愿就是为聋哑的阿爸买一个助听器,让阿爸可以听到自己的呼喊。

请问:1. 你知道哪些因素会导致耳聋?
　　　2. 配戴助听器的依据和原理是什么?

听觉是由耳、听神经和听觉中枢来共同完成。耳是位觉和听觉器官,包括外耳、中耳和内耳三部分。

一、听觉器官

(一) 外耳的功能

外耳由耳廓和外耳道组成。耳廓的形状有利于收集声波,并可帮助判定声源。外耳道是声波传导的通道,同时还起到共鸣腔的作用,可提高声音强度。

(二) 中耳的功能

中耳由鼓膜、听小骨、鼓室和咽鼓管等结构组成(图8-6)。中耳的主要功能是将空气中的声波振动高效地传递到内耳淋巴液,其中鼓膜和听小骨在声音的传递过程中起着重要作用。

鼓膜呈椭圆漏斗形,其振动与声波同步,能将声波如实地传向内耳。听骨链由锤骨、砧骨和镫骨依次连接而成,构成一个杠杆系统,能把鼓膜的高幅度低强度的振动转为低幅度高强度的振动,既有增压作用,又可避免对内耳的损伤。

咽鼓管是连接鼓室和咽的管道,通常情况下其鼻咽部的开口处于闭合状态,当吞咽或打哈欠时开放。咽鼓管的主要功能是使鼓室内的气压与大气压保持平衡,以维持鼓膜的正常位置、形状和振动性能。

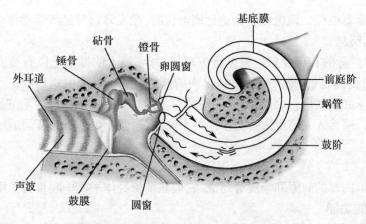

图 8-6　中耳和耳蜗关系示意图

(三) 声波传入内耳的途径

声波传入内耳的途径有气传导和骨传导两种,正常情况下以气传导为主。

1. 气传导　声波经外耳道引起鼓膜振动,再经听骨链和卵圆窗进入耳蜗,这种传导途径称为气传导(air conduction),是声波传导的主要途径。另外,鼓膜的振动也可引起鼓室内空气的振动,再经蜗窗(圆窗)传入内耳,这一传导途径在正常情况下作用不大,只是当听骨链有病变时,才可发挥一定的传音作用,但此时的听力较正常时大为减弱。

2. 骨传导　声波直接引起颅骨振动,进而引起耳蜗内淋巴的振动,这种传导途径称为骨传导(bone condegtion)。骨传导的敏感性比气传导低得多,因此在正常听觉中其作用甚微。

临床上通过检查气传导和骨传导受损的情况,可以帮助判断听觉异常的产生部位和原因。如当中耳或鼓膜病变时,气传导发生障碍,引起传音性耳聋,此时骨传导的作用可相对增强;当耳蜗病变引起感音性耳聋时,气传导和骨传导的作用都将减弱。

(四) 内耳的感音功能

1. 耳蜗的基本结构　耳蜗是一个形似蜗牛的骨质管道,内被前庭膜和基底膜分隔为前庭阶、蜗管和鼓阶三个腔(图 8-7)。前庭阶和鼓阶内充满外淋巴,在蜗顶相通;蜗管为一盲管,充满内淋巴。基底膜上有声音感受器——螺旋器(也称柯蒂器),螺旋器由内、外毛细胞和支持细胞等组成。毛细胞与耳蜗神经相连,毛细胞表面有纤毛,称为听毛。听毛上方为悬浮于内淋巴中的盖膜。

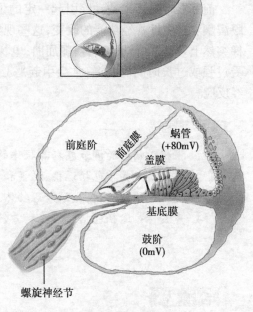

图 8-7　耳蜗模式图

2. 耳蜗的感音换能作用　声波传入内耳可通过外、内淋巴的振动引起基底膜振动,使毛细胞与盖膜之间发生相错的移行运动,毛细胞听毛随之弯曲变形而兴奋,将声波振动的机械能转变为微音器电位。该电位总和达到阈电位时,激发耳蜗神经产生动作电位,传入大脑皮层颞叶,引起听觉。

3. 耳蜗对声音的初步分析 根据行波理论,基底膜上的振动是以行波方式进行的:振动的频率越低,传播越远,最大行波振幅出现的部位越靠近基底膜蜗顶处;反之,频率越高,振动越局限在基底膜底部。因此,不同频率的声波使基底膜不同部位的毛细胞受到刺激,经相应的听神经纤维传入大脑皮质听觉中枢的不同部位,就产生了不同音调的感觉。

二、前庭器官

前庭器官由内耳的前庭和半规管组成,它们在维持身体平衡中起重要作用。

(一) 前庭的功能

前庭内有椭圆囊、球囊,其内各有一囊斑。囊斑是头部位置及直线变速运动的感受器。当人体头部位置改变或作直线变速运动时,由于惯性及重力作用引起内淋巴振动,使囊斑上感受性毛细胞受刺激兴奋,产生神经冲动,经前庭神经传入中枢,产生头部位置或变速运动感觉,同时引起姿势反射,以维持身体平衡。

(二) 半规管的功能

人体两侧内耳各有三条相互垂直的半规管,每条半规管一端都有膨大的壶腹,内有壶腹嵴,是旋转变速运动的感受器。当身体或头部作旋转变速运动时,由于惯性作用,半规管内的淋巴超前或滞后于相应半规管的运动,刺激壶腹嵴的感受性毛细胞,产生神经冲动经前庭神经传入中枢,产生旋转感觉,并引起姿势反射,以维持身体平衡。

三、前庭反应

前庭器官的传入冲动除引起一定的位置觉和运动觉外,还可引起各种姿势调节反射、眼震颤和自主性神经功能的改变,这些现象统称为前庭反应。例如,人在乘电梯时,由于电梯突然上升,肢体伸肌抑制使腿屈曲;电梯突然下降时,伸肌紧张使腿伸直。如果前庭器官受过强或过长时间的刺激,常会引起恶心、呕吐、眩晕和皮肤苍白等症状,称为前庭自主神经反应。

 本章小结

1. 眼视近物时的调节包括晶状体的调节、瞳孔的调节和双眼球会聚。
2. 常见折光异常包括近视、远视和散光,其矫正分别用凹透镜、凸透镜和柱透镜。
3. 视力也称视敏度,指眼分辨物体上两点之间最小距离的能力。
4. 声波传导途径包括气传导和骨传导。

(周 燕)

 目标测试

A1 型题

1. 视力与视角的关系是
   A. 视角越大,视力越好   B. 视角越小,视力越差   C. 视角越小,视力越好
   D. 视角为零,视力最差   E. 视角中等,视力最好

2. 用强光照射一只眼时,瞳孔会出现下列哪种变化
    A. 被照射眼的瞳孔缩小,另一只眼的瞳孔不变
    B. 被照射眼的瞳孔缩小,另一只眼的瞳孔放大
    C. 被照射眼的瞳孔放大,另一只眼的瞳孔不变
    D. 两只眼的瞳孔都放大
    E. 两只眼的瞳孔都缩小

3. 长期维生素 A 缺乏会引起
    A. 色盲   B. 色弱   C. 夜盲症
    D. 近视   E. 远视

4. 乘坐飞机起飞或降落时,做吞咽动作的生理意义是
    A. 调节前庭膜两侧的压力平衡
    B. 调节基底膜两侧的压力平衡
    C. 调节鼓室与大气之间的压力平衡
    D. 调节中耳与内耳之间的压力平衡
    E. 调节外耳与内耳之间的压力平衡

B1 型题

(5~7 题共用备选答案)
    A. 近视   B. 远视   C. 散光
    D. 老视   E. 正视

5. 由于眼球前后径过长而导致眼的折光能力异常称为
6. 由于眼球前后径过短而导致眼的折光能力异常称为
7. 由于晶状体弹性减弱,视近物时调节能力下降称为

(8~10 题共用备选答案)
    A. 感音性耳聋   B. 传音性耳聋   C. 高频听力受损
    D. 低频听力受损   E. 听力不受影响

8. 鼓膜穿孔引起
9. 听骨链破坏导致
10. 全耳蜗病变导致

第九章 神经系统

学习目标

1. 掌握：丘脑的感觉功能；小脑对躯体运动的调节；条件反射。
2. 熟悉：突触与突触传递；兴奋在中枢传递的特征；大脑皮质的感觉功能；脊髓、脑干、大脑皮质对躯体运动的调节；自主神经的主要生理功能及其生理意义；内脏活动的中枢调节。
3. 了解：脑电图；觉醒与睡眠。

人类能在不断变化的大自然中生存下来，离不开神经系统对人体的调节。神经系统可分中枢神经系统和周围神经系统两大部分，前者是指脑和脊髓，后者为脑和脊髓以外的部分。体内各器官和系统的功能活动都是在神经系统的调控下完成的，神经调节的方式是反射。在反射活动中，起主导作用的部位是反射中枢。反射中枢是指中枢神经系统内，为完成某种反射活动所必需的神经元群及其突触联系。

第一节 神经系统功能活动的基本原理

案例

　　1879年意大利细胞学家C.Golgi（高尔基）将脑徒手切成薄片并染色，第一次在显微镜下看到了神经元和神经胶质细胞。西班牙神经组织学家R.Y.Cajal（卡哈尔）在此基础上进一步研究，创立了"神经元学说"，二人于1906年同获诺贝尔生理学或医学奖。

　　自1901年首次颁发诺贝尔生理学或医学奖以来，100多年来共计颁奖100余次，其中与神经科学有关的就有20余项，主要涉及神经系统的结构、神经生理学、脑的发育和功能及技术应用等方面，其中神经生理学学者获奖7次。

　　请问：1. 说一说神经系统有哪些功能？
　　　　　2. 神经细胞是怎样传递信息的？

　　神经系统内含有神经细胞和神经胶质细胞两大类细胞。神经细胞又称神经元，是一种高度分化的细胞，它们通过突触联系形成复杂的神经网络，完成神经系统的各种功能性活动，是构成神经系统的结构和功能的基本单位。神经胶质细胞简称胶质细胞，具有支持、保护和营养神经元等功能。

一、神经元与神经纤维

神经元的基本功能是接受刺激和传递信息。神经元由胞体和突起构成(图9-1),突起可分为树突和轴突两类。一个神经元可有多个树突,但一般只有一个轴突。胞体和树突主要是接受和整合信息的部位,轴突是传导信息的部位。轴突和感觉神经元的长树突外面包有髓鞘或神经膜构成神经纤维。神经纤维可分为有髓神经纤维和无髓神经纤维。神经末梢是指神经纤维的终末部分。

神经纤维的主要功能是传导兴奋,神经冲动是指在神经纤维上传导的兴奋。神经纤维传导兴奋具有以下特征:①完整性:神经纤维只有在其结构和功能上都保持完整时才能正常传导兴奋,如果神经纤维受损或局部应用麻醉剂,将会出现兴奋传导受阻;②绝缘性:一条神经干内含有许多神经纤维,但每根神经纤维传导动作电位时基本互不干扰,称为神经纤维传导的绝缘性;③双向性:神经纤维在任何一点受刺激而兴奋时,引起的动作电位可沿纤维向两端传导;④相对不疲劳性:实验证明,连续电刺激神经数小时至十几小时,神经纤维始终能保持其传导兴奋的能力,称为不疲劳性。

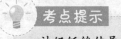

考点提示

神经纤维传导兴奋的特征

二、突触与突触传递

突触(synapse)是神经元之间相互接触并传递信息的部位。神经元与效应器细胞之间的突触也称接头。

根据突触传递方式的不同,可将突触分为化学性突触和电突触两大类,前者的信息传递媒介物是神经递质,而后者的信息传递媒介物则为局部电流。电突触的结构基础是缝隙连接,神经系统较为多见的是化学性突触,本节主要介绍化学性突触。

1. 突触的基本结构 经典的化学性突触一般由突触前膜、突触间隙和突触后膜三部分组成(图9-2)。根据神经元相互连接的部位,将突触分为三类:轴-树突触、轴-体突触和轴-轴突触(图9-3)。根据功能不同,突触又可分为兴奋性突触和抑制性突触。

2. 突触传递的过程和机制 突触传递是指信

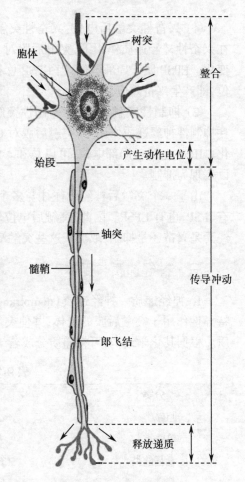

图9-1 神经元的结构

息由突触前神经元传至突触后神经元的过程,其基本过程:兴奋传至突触前神经元轴突末梢→突触前膜去极化→Ca^{2+}通道开放,Ca^{2+}内流→触发神经递质以出胞形式释放进入突触间隙→神经递质与突触后膜受体结合→突触后膜对某些离子通透性改变→某些离子进出突触后膜,引起相关电位变化(突触后电位)。

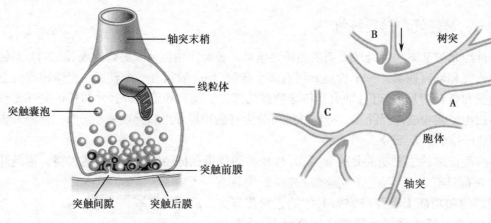

图 9-2 化学性突触结构示意图

图 9-3 突触的连接方式
A. 轴 - 体突触；B. 轴 - 轴突触；C. 轴 - 树突触

（1）兴奋性突触后电位：兴奋性突触后电位（excitatory postsynaptic potential，EPSP）是指在兴奋性神经递质作用下，突触后膜对 Na$^+$ 通透性提高，Na$^+$ 内流而产生的局部去极化电位变化。EPSP 属于局部电位，当 EPSP 总和达到阈电位时，就会引起突触后神经元产生动作电位，即产生兴奋效应。

（2）抑制性突触后电位：抑制性突触后电位（inhibitory postsynaptic potential，IPSP）是指在抑制性神经递质作用下，突触后膜对 Cl$^-$ 通透性提高，Cl$^-$ 内流而产生的局部超极化电位变化。IPSP 也属于局部电位，可以总和。由于 IPSP 的产生降低了突触后神经元的兴奋性，所以表现为抑制。

由于一个突触后神经元往往与多个突触前神经末梢构成突触，而产生的突触后电位既有 IPSP，也有 EPSP。因此，突触后电位取决于同时产生的 IPSP 和 EPSP 的代数和。一个神经元是兴奋还是抑制，取决于这些突触活动产生的综合效应。

三、神经递质与受体

1. 神经递质 神经递质（neurotransmitter）简称递质，是由突触前神经元合成、释放，能特异性作用于突触后膜的受体，并使突触后神经元或效应细胞产生某种效应的信息传递物质。根据其化学结构，可将递质分成若干个大类（表 9-1）。

表 9-1 神经递质的分类

分类	神经递质名称
胆碱类	乙酰胆碱
单胺类	去甲肾上腺素、肾上腺素、多巴胺、5- 羟色胺等
氨基酸类	谷氨酸、门冬氨酸、甘氨酸、γ- 氨基丁酸（GABA）
其它	血管升压素、腺苷、一氧化氮、前列腺素等

根据部位，神经递质可分外周神经递质和中枢神经递质，外周神经递质主要有乙酰胆碱（acetylcholine，ACh）和去甲肾上腺素（NE）。中枢神经递质种类较多，主要有乙酰胆碱、单胺类、氨基酸类和肽类等。

胆碱能纤维（cholinergic neuron）是指以乙酰胆碱为递质的神经纤维；肾上腺素能纤维

(adrenergic fiber)是指以去甲肾上腺素为递质的神经纤维(表 9-2)。

表 9-2 胆碱能纤维和肾上腺素能纤维在周围神经系统中的分布

纤维名称	神经递质	分布
胆碱能纤维	ACh	所有自主神经节前纤维
		大部分副交感神经节后纤维
		少数交感神经节后纤维(支配小汗腺以及骨骼肌血管的舒血管纤维)
		躯体运动神经纤维
肾上腺素能纤维	NE	多数交感神经节后纤维

2. 受体 受体(receptor)是指细胞中能与某些化学物质(如神经递质、激素等)特异结合并诱发特定生物学效应的特殊生物分子。

(1) 胆碱能受体:胆碱能受体是指能与 ACh 特异结合的受体。胆碱能受体可分成两类,一类能与毒蕈碱结合,称为毒蕈碱受体(muscarinic receptor),简称 M 受体;另一类能与烟碱结合,称为烟碱受体(nicotinic receptor),简称 N 受体。

M 受体主要分布于副交感节后纤维和少数交感节后纤维所支配的效应器细胞膜上,M 受体激活后可产生一系列副交感神经兴奋的效应,包括心脏活动抑制,支气管和胃肠平滑肌、膀胱逼尿肌、虹膜环行肌收缩,消化腺、汗腺分泌增加和骨骼肌血管舒张等,这些作用统称为毒蕈碱样作用,简称 M 样作用。阿托品是 M 受体拮抗剂,临床上使用阿托品,可解除胃肠平滑肌痉挛,也可引起心跳加快、唾液和汗液分泌减少等反应。

N 受体可分 N_1 和 N_2 受体两种亚型,N_1 受体分布于自主神经节细胞膜和中枢神经系统,而 N_2 受体分布于骨骼肌的终板膜上。小剂量 ACh 作用于 N 受体后,能兴奋自主神经节后神经元,也能使骨骼肌收缩;而大剂量 ACh 作用于 N 受体后,则可阻断自主神经节的突触传递,这些作用统称为烟碱样作用,简称 N 样作用,它不能被阿托品阻断,但能被美加明、筒箭毒碱等阻断。美加明主要拮抗 N_1 受体,常用来治疗重症高血压;筒箭毒碱主要阻断 N_2 受体,可使肌肉松弛,常作为肌肉松弛剂使用。

(2) 肾上腺素能受体:肾上腺素能受体是指能与儿茶酚胺特异结合的受体,主要分为 α 受体和 β 受体两种。α 受体又有 α_1、α_2 受体两种亚型,β 受体则可分为 β_1、β_2 和 β_3 受体等亚型。

儿茶酚胺与 α 受体(主要是 α_1 受体)结合后产生的平滑肌效应以兴奋为主,如血管收缩、子宫收缩、虹膜开大肌收缩等,但对小肠为抑制性效应,使小肠舒张(由 α_2 受体介导)。酚妥拉明能阻断 α 受体,主要是阻断 α_1 受体。

β_1 受体主要分布于心肌细胞,儿茶酚胺与该受体结合产生的效应是兴奋性的,如心率加快,心缩力加强。β_2 受体主要分布于支气管、胃、肠、子宫及许多血管平滑肌细胞上,作用是抑制性的,可使平滑肌舒张。普萘洛尔(又称心得安)是 β 受体阻断剂,对 β_1、β_2 受体都有阻断作用。阿替洛尔和美托洛尔能阻断 β_1 受体,丁氧胺主要阻断 β_2 受体。β_3 受体主要分布于脂肪组织,与脂肪分解有关。

四、中枢兴奋传递的特征

中枢是反射弧中最为复杂的部位,反射弧中枢部分的兴奋传递,必须经过一次以上的突触传递,兴奋在中枢传递的特征主要表现在以下几个方面。

1. **单向传递** 单向传递是指兴奋经化学性突触传递,只能从突触前神经元传向突触后神经元的现象。这是因为递质通常由突触前神经末梢释放,受体则通常位于突触后膜。

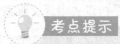

考点提示

中枢兴奋传递的特征

2. **中枢延搁** 中枢延搁是指兴奋经中枢传播时速度往往较慢的现象。这是由于化学性突触传递需要经历递质释放、递质在突触间隙内扩散并与后膜受体结合、突触后膜离子通道开放、离子内流产生突触后电位等多个环节。反射通路上跨越的突触数目越多,兴奋传递所需的时间越长。

3. **总和** 在反射活动中,单根神经纤维传入冲动一般不能引起传出效应,而若干神经纤维的传入冲动同时或几乎同时到达同一中枢才可能产生传出效应。因为单根神经纤维单个传入冲动引起的 EPSP 为局部电位,其去极化幅度小,一般不能引发突触后神经元产生兴奋;但若干传入纤维引起的 EPSP 可以总和,如果总和后达到阈电位水平即可引起动作电位。

4. **兴奋节律的改变** 如果测定某一反射弧的传入神经(突触前神经元)和传出神经(突触后神经元)在兴奋传递过程中的放电频率,两者往往不同。这是因为突触后神经元常同时接受多个突触传递,且其自身功能状态也可能不同,因此最后传出冲动的频率取决于各种影响因素的综合效应。

5. **后发放** 后发放是指在反射活动中,当对传入神经的刺激停止后,传出神经仍继续发放冲动,使反射活动仍继续持续一段时间的现象。后发放可发生在兴奋通过环式联系的反射通路中,也见于各种神经反馈活动中。

6. **对内环境变化敏感和易疲劳** 由于化学性突触传递经过突触间隙,而突触间隙与细胞外液相通,所以内环境理化因素的变化,如缺氧、CO_2 过多、麻醉剂以及某些药物等均可影响其传递;另外,用高频电脉冲连续刺激突触前神经元,突触后神经元的放电频率将逐渐降低,说明突触传递相对容易发生疲劳,其原因可能与神经递质的耗竭有关。

第二节 神经系统的感觉功能

案例

人对客观事物的认识是从感觉开始的,例如当我们吃菠萝时,通过视觉我们可以感受它的颜色;通过味觉可以感受它的酸甜味道;通过嗅觉可以感知它的清香气味,同时,通过触觉可以知道它的粗糙的凸起。人和动物通过对客观事物的各种感觉,可保持机体的稳态、避免各种危险、寻找食物,求得生存。人类的感觉功能已高度发展,通过大脑的思维、判断和语言功能,能对各种艺术进行欣赏。

请问:1. 你知道的感觉还有哪些?

2. 各种感觉是怎样向大脑皮质投射的?

感觉是客观世界在人脑的主观反映。体内、外各种刺激,首先由感受器感受,然后被转换成神经冲动,并通过特定的神经通路传向特定的中枢加以分析。因此,各种感觉都是由专门的感受器、特定的传入神经及中枢的特定部位共同活动而完成的。

一、脊髓的感觉功能

各种感觉传入冲动,除了通过脑神经传入中枢外,大部分由脊神经后根进入脊髓,经脑干、丘脑上传到大脑皮质。

二、丘脑及其感觉投射系统

人体除嗅觉外的其它感觉都要经丘脑投射到大脑皮质,丘脑是最重要的感觉接替站,同时也能对感觉传入信息进行粗略的分析和综合。根据丘脑各部分向大脑皮质投射特征的不同,可把感觉投射系统分为以下两个系统。

(一) 特异性投射系统

丘脑的特异感觉接替核主要有后腹核、内侧膝状体和外侧膝状体等,此类核团是除嗅觉外所有特定感觉传向大脑皮质的换元站。特异性投射系统是指丘脑特异感觉接替核及其投射到大脑皮质的神经通路。特异性投射系统的特点是:每种感觉的投射路径都是专一的,投向大脑皮质的特定感觉区域,具有点对点的投射关系。其主要功能是引起特定感觉,激发大脑皮质发放传出冲动。(图9-4)。

(二) 非特异性投射系统

丘脑非特异投射核是指靠近丘脑中线的髓板内各种结构,主要是髓板内核群,这些细胞群通过多次换元后弥散地投射到整个大脑皮质。非特异性投射系统是指丘脑非特异投射核及其投射至大脑皮质的神经通路。除嗅觉之外的各种感觉传导通路的神经纤维经过脑干时,发出侧支,与脑干网状结构的神经元形成突触联系,多次换元后抵达丘脑非特异性投射核,由此发出纤维,弥散地投射到大脑皮质的广泛区域。非特异投射系统的特点是:多次交换神经元,没有专一的感觉传导路径,弥散性投射,不能引起特定感觉。其主要功能是:维持和改变大脑皮质的兴奋性,使机体处于觉醒状态(图9-4)。

考点提示

感觉投射系统

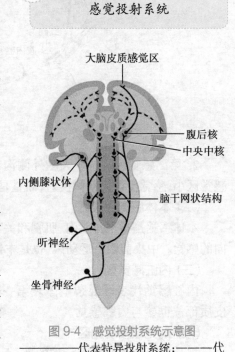

图9-4 感觉投射系统示意图
————代表特异投射系统;————代表非特异投射系统

三、大脑皮质的感觉功能

大脑皮质是产生感觉的最高级部位,不同的感觉在大脑皮质的相应区域产生。

(一) 体表感觉代表区

1. 第一感觉区 位于中央后回。其感觉投射规律为:①躯干四肢部分的感觉为交叉性投射,即躯体一侧的感觉传入冲动投射到对侧大脑皮质,但头面部感觉的投射是双侧性的;②投射区域的大小与感觉分辨精细程度有关,分辨愈精细的部位,代表区愈大,如手,尤其是拇指和示指的代表区面积很大,相反,躯干的代表区面积则很小;③投射区域具有一定的分野,下肢的代表区在中央后回的顶部,上肢的代表区在中央后回的中间,而头面部则在中央后回的底部,总体安排是倒置的,但在头面部的代表区内部,其安排却是正立的(图9-5)。

111

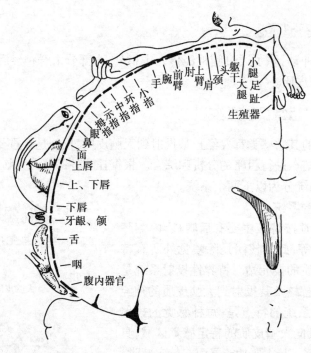

图 9-5 体表第一感觉区

2. 第二感觉区　位于大脑外侧沟的上壁,中央后回底部和岛叶之间,其面积远较第一感觉区小,感觉投射为双侧投射,而且是正立的,定位较差,且与痛觉有关。

(二) 本体感觉代表区

本体感觉是指来自肌肉、肌腱和关节,主要对躯体的空间位置、姿势、运动状态和运动方向的感觉。中央前回是运动区,也是本体感觉代表区。

(三) 内脏感觉区

内脏感觉代表区混杂于体表第一感觉区中。第二感觉区、运动辅助区和边缘系统等皮质部位也参与内脏感觉。

(四) 视觉区和听觉区

视觉中枢位于枕叶距状沟的上、下缘,特点是:鼻侧交叉,颞侧不交叉;听觉中枢位于颞横回和颞上回,特点是:双侧性。

(五) 嗅觉区和味觉区

嗅觉的投射区位于边缘叶的前底部;味觉投射区位于中央后回底部,头面部感觉区的下方。

四、痛觉

痛觉(pain)是机体受到伤害性刺激所产生的一种不愉快的感觉,常伴有情绪活动和防御反应。

(一) 痛觉感受器

痛觉感受器是游离的神经末梢,当伤害刺激达到一定强度,就会释放 K^+、H^+、5- 羟色胺、缓激肽、前列腺素等致痛物质,这些物质可使痛觉神经末梢去极化,产生神经冲动传入中枢而引起痛觉。

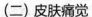

(二) 皮肤痛觉

当伤害性刺激作用于皮肤时,可先后出现两种性质不同的痛觉,即快痛和慢痛,快痛是皮肤受到针刺、切割等刺激后立即出现的尖锐的"刺痛",产生和消失迅速,定位清楚,随后出现慢痛,为一种烧灼痛,特点是定位不清楚,持续时间长,常伴有情绪反应及心血管和呼吸等方面的变化。

(三) 内脏痛与牵涉痛

内脏中有痛觉感受器,但无本体感受器,所含温度觉和触-压觉感受器也很少。因此,内脏感觉主要是痛觉。

内脏痛是临床常见症状,常由机械性牵拉、痉挛、缺血和炎症等刺激所致。与皮肤痛显著不同,内脏痛的特点是:①定位不准确,这是内脏痛最主要的特点,如腹痛患者常不能说出疼痛的明确部位,因为痛觉感受器在内脏器官分布稀疏;②起痛缓慢,持续时间较长,表现为慢痛;③中空内脏器官(如胃、肠道)壁上的感受器对扩张性刺激和牵拉性刺激十分敏感,而对切割、烧灼等皮肤致痛的刺激却不敏感;④常伴不愉快的情绪活动和自主神经反应。

牵涉痛(referred pain)是指某些内脏疾病往往引起远隔体表部位发生疼痛或痛觉过敏的现象。牵涉痛的体表放射部位比较固定,在临床上常提示某些疾病的发生(表9-3)。

表9-3 常见内脏疾病牵涉痛的部位

内脏疾病	牵涉痛的对应部位	内脏疾病	牵涉痛的对应部位
心肌缺血	心前区、左肩、左上臂	阑尾炎	上腹部、脐周
胃溃疡和胰腺炎	左上腹、肩胛间区	肾结石	腹股沟区
胆囊炎、胆石症	右肩区	输尿管结石	睾丸

(四) 痛觉心理

疼痛是复杂的生理心理活动,痛觉的主观体验及其所伴随的各种反应,常因机体当时的功能状态、心理情景和所处的环境不同而有很大差别。如在战场上战士负伤当时往往无明显疼痛感觉,而同样程度的创伤平时就会疼痛难忍。临床上,给某些疼痛患者使用安慰剂(如用生理盐水代替吗啡),可使疼痛暂时缓解,说明心理活动对疼痛有很大影响。

第三节 神经系统对躯体运动的调节

 案例

孙莉,女,57岁。于入院前1小时休息时,突觉左侧肢体麻木无力,拿不住手机,步态不稳,并伴有言语不利,急诊查头颅CT示:颅内未见明显异常密度影。

初步诊断为"急性脑梗死",经溶栓、扩血管、抗血小板聚集及对症治疗后,病情很快得到控制。经过一个星期的住院治疗,临床症状完全消失,未留下任何后遗症,孙女士高高兴兴顺利地出院了。

请问:1. 病人为什么会出现肢体感觉和运动障碍并伴有言语不利?

2. 除CT外,你还知道哪些诊断颅内病变的影像学检查方法?

3. 神经系统对躯体运动是怎样调控的?

躯体的各种姿势和运动都是在神经系统的控制下进行的。神经系统对姿势和运动的调节是复杂的反射活动。骨骼肌一旦失去神经系统的支配,就会出现相应的运动障碍。

一、兴奋由神经向肌肉的传递

1. 神经 - 肌接头　神经 - 肌接头是运动神经末梢与其所支配的骨骼肌细胞之间的连接,包括接头前膜、接头后膜(终板膜)和接头间隙(图 9-6)。接头前膜内侧的轴浆中含有大量突触囊泡,也称突触小泡,囊泡内含有大量的 ACh。在终板膜上有 N_2 型 ACh 受体阳离子通道(N_2 受体)。在终板膜的表面还分布有胆碱酯酶,它可将 ACh 分解为胆碱和乙酸。

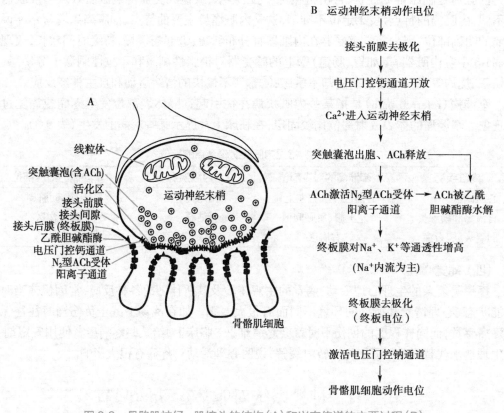

图 9-6　骨骼肌神经 - 肌接头的结构(A)和兴奋传递的主要过程(B)

2. 神经 - 肌接头处的兴奋传递过程　神经 - 肌接头实质上是一种兴奋性突触,其传递过程(图 9-6)具有电 - 化学 - 电的传递特点:运动神经末梢的动作电位(电信号)→接头前膜 Ca^{2+} 通道开放,Ca^{2+} 内流→触发 ACh 释放至接头间隙(化学信号)→ ACh 激活接头后膜中的 N_2 受体→产生终板膜电位变化(电信号)。

知识链接

神经 - 肌接头兴奋传递与临床

1. 筒箭毒碱、α- 银环蛇毒:可特异性阻断终板膜上的 N_2 受体→肌肉松弛。
2. 肉毒杆菌:选择性抑制接头前膜释放 ACh →肌肉麻痹。

3. 肌无力综合征：自身免疫抗体破坏接头前膜 Ca^{2+} 通道→ACh 释放减少→肌无力。

4. 重症肌无力：自身免疫性抗体破坏终板膜 N_2 受体→肌无力。

5. 有机磷农药：使胆碱酯酶失活，ACh 不能及时被水解→肌肉痉挛。

6. 解磷定：恢复胆碱酯酶活性(有机磷中毒的特效解毒药)，缓解肌肉痉挛。

7. 新斯的明：胆碱酯酶抑制剂，多用于重症肌无力和腹部手术后的肠麻痹。

二、脊髓对躯体运动的调节

脊髓是躯体运动调控的初级中枢,脊髓灰质前角含大量运动神经元,其中,脊髓 α 运动神经元接受从脑干到大脑皮质各级中枢发出的下传信息,也接受来自躯干四肢皮肤、肌肉和关节等处的外周传入信息,产生一定的反射传出冲动,直达所支配的骨骼肌,因此 α 运动神经元是躯体运动反射的最后环节。运动单位是指由一个 α 运动神经元及其所支配的全部肌纤维所组成的功能单位。脊髓对躯体运动的调节主要是以牵张反射的方式实现的。

(一) 牵张反射

牵张反射(stretch reflex)是指骨骼肌受外力牵拉时,引起受牵拉的同一肌肉收缩的反射活动。

1. 牵张反射的类型　牵张反射可分腱反射和肌紧张两种类型。

(1) 腱反射：腱反射是指快速牵拉肌腱发生的牵张反射,如叩击髌骨下方的股四头肌肌腱(髌韧带)引起股四头肌发生一次快速收缩的膝反射,叩击跟腱引起腓肠肌收缩的踝反射等。

(2) 肌紧张：肌紧张是指缓慢持续牵拉肌肉时发生的牵张反射,其表现为受牵拉的肌肉发生持续、轻度的收缩,但不表现为明显的动作。肌紧张是维持躯体姿势最基本的反射,也是随意运动的基础。

2. 牵张反射的反射弧　牵张反射的感受器是骨骼肌内的肌梭(图 9-7),中枢在脊髓内,效应器是该肌肉的梭外肌,其显著特点是感受器和效应器位于同一块肌肉。腱反射是单突触反射,而肌紧张中枢的突触接替不止一个,是一种多突触反射。

临床上常通过检查腱反射和肌紧张来了解神经系统的功能状态。腱反射和肌紧张减弱或消失提示反射弧损害或中断;而腱反射和肌紧张亢进则提示高位中枢有病变。

(二) 脊髓休克

脊髓休克(脊休克,spinal shock)是指脊髓与高位中枢离断后,反射活动能力暂时丧失而进入无反应状态的现象。脊休克主要表现为离断面以下各种反射活动均减退消失,如肌紧张减弱甚至消失,外周血管扩张,血压下降,发汗反射消失,粪、尿潴留等。脊休克是暂时现象,多数脊髓反

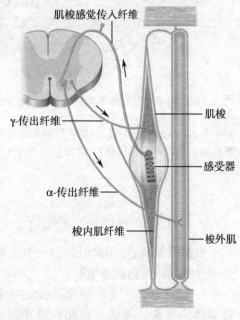

图 9-7　牵张反射示意图

射活动可逐渐在不同程度上恢复,但此时的反射往往不能很好地适应机体生理功能的需要。离断面以下的知觉和随意运动能力将永久丧失。脊休克的产生是因为离断面以下的脊髓突然失去高位中枢的调控所致,第二次脊髓离断,脊休克现象不再出现。

三、脑干对躯体运动的调节

在躯体运动调控中,脑干是高级中枢和脊髓之间的中间层次,起"上下沟通"的作用。另外,脑干内有加强和抑制肌紧张的区域,在肌紧张的调节中起重要作用。

1. 脑干网状结构易化区和抑制区 脑干网状结构内存在抑制或加强肌紧张及肌肉运动的区域,前者称为抑制区,位于延髓网状结构的腹内侧部分(图9-8);后者称为易化区,分布于广大的脑干中央区域,包括延髓网状结构的背外侧部分、脑桥被盖、中脑中央灰质及被盖,也包括脑干以外的下丘脑和丘脑中线核群等部位。与抑制区相比,易化区的活动较强,在肌紧张的平衡调节中略占优势。

2. 去大脑僵直 去大脑僵直(decerebrate rigidity)(图9-9)是指在动物中脑上、下丘之间切断脑干后,动物会出现四肢伸直,头尾昂起,脊柱挺硬,呈角弓反张状态的现象。去大脑僵直是由于切断了大脑皮质和纹状体等部位对脑干网状结构的下行抑制联系,造成易化区活动明显占优势的结果。人类在中脑疾患出现去大脑僵直时,表现为头后仰,上、下肢均僵硬伸直,上臂内旋,手指屈曲。出现去大脑僵直往往提示病变已严重侵犯脑干,是预后不良的信号。

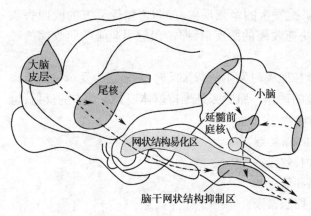

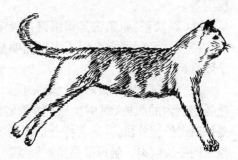

图9-8 猫脑内与肌紧张调节有关的脑区及其下行抑制示意图
图中深灰色区域为抑制区,浅灰色区域为易化区;图中虚线箭头表示下行抑制作用路径,实线箭头表示下行易化作用路径

图9-9 猫去大脑僵直示意图

四、小脑对躯体运动的调节

根据纤维联系,小脑可分为三个主要功能部分:前庭小脑、脊髓小脑和皮层小脑。小脑是重要的躯体运动调节中枢。

1. 维持躯体平衡 前庭小脑的主要功能是维持躯体的平衡。该部位损伤或受压迫可导致躯体平衡失调,出现站立不稳、步态蹒跚和容易跌倒等症

> 💡 **考点提示**
>
> 小脑对躯体运动的调节

状,但其随意运动的协调不受影响。

2. 协调随意运动,调节肌紧张 脊髓小脑的主要功能是调节进行过程中的运动,协助大脑皮质对随意运动进行适时的控制。脊髓小脑受损的病人,运动不协调,不能完成精巧动作,走路摇晃呈酩酊蹒跚状,动作笨拙,指物不准等。这些动作协调障碍统称为小脑性共济失调。此外,脊髓小脑还具有调节肌紧张的功能,脊髓小脑受损后常出现肌张力减退和四肢乏力等症状。

3. 参与设计随意运动和编制运动程序 皮层小脑和大脑皮质的运动区、感觉区、联络区之间的联合活动与运动的策划和运动程序的编制有关。

五、基底神经节对躯体运动的调节

基底神经节是指大脑皮质下的一些灰质核团。与运动调节有关的基底神经节结构主要是纹状体,包括在发生上较新的尾状核和壳核(新纹状体),以及发生上较古老的苍白球(旧纹状体)。此外,丘脑底核和中脑黑质在功能上与基底神经节紧密联系,因此也被归入其中。基底神经节参与运动的策划和运动程序的编制。其功能失调将引起运动障碍性的疾病。

基底神经节的损害主要表现为肌紧张异常和动作过分增减,临床上主要有帕金森病和舞蹈病等。

知识链接

帕金森病和舞蹈病

帕金森病又称震颤麻痹,其主要症状是全身肌紧张增高,肌肉强直,随意运动减少,动作缓慢,面部表情呆板,常伴有静止性震颤。运动症状主要表现在动作的准备阶段,而动作一旦发起,则可继续进行。帕金森病的病因是双侧中脑黑质病变,多巴胺能神经元变性受损。亨廷顿病又称舞蹈病,其主要表现为不自主的上肢和头部的舞蹈样动作,伴肌张力降低等症状。其病因是双侧新纹状体病变。新纹状体内 γ-氨基丁酸能中间神经元变性或遗传性缺损,使黑质多巴胺能神经元功能相对亢进所致。临床上用利血平耗竭多巴胺可缓解其症状。

六、大脑皮质对躯体运动的调节

大脑皮质是躯体运动的最高中枢。它接受信息传入,策划和发动随意运动。

1. 大脑皮质运动区 运动区主要在中央前回,是控制躯体运动最重要的区域。运动区有以下功能特征:①交叉性支配,即一侧皮质支配对侧躯体的肌肉,但在头面部除下部面肌和舌肌受对侧支配外,其余部分均为双侧性支配;②运动代表区的大小与躯体运动的精细和复杂程度有关,具有精细的功能定位,运动愈精细愈复杂的肌肉,其代表区面积愈大;③运动的功能区定位总体安排是倒置的,即下肢的代表区在皮质顶部,膝关节以下肌肉的代表区在半球内侧面;上肢肌肉的代表区在中间部;而头面部肌肉的代表区在底部,但头面部代表区的内部安排是正立的(图9-10)。

2. 运动传出通路 由大脑皮质发出,经内囊、脑干下行,到达脊髓前角运动神经元的传导束,称为皮质脊髓束;而由皮质发出,到达脑干内各脑神经运动核的传导束,称为皮质脑干

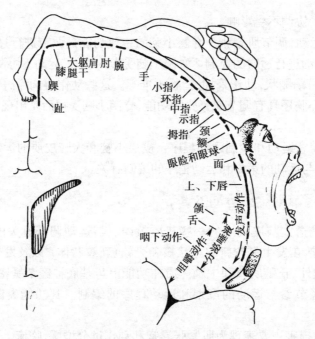

图 9-10　大脑皮质运动区

束(皮质核束)。在延髓锥体下端,皮质脊髓束中约 80% 的纤维交叉到对侧,形成锥体交叉。交叉后的纤维继续下行于脊髓外侧索,形成皮质脊髓侧束,此束沿途发出侧支,逐节终止于同侧脊髓前角外侧部的运动神经元,其功能是管理四肢远端肌肉,与精细技巧性的运动有关。其余的 20% 的纤维不交叉,在同侧下行构成皮质脊髓前束,终止于双侧脊髓前角内侧部的运动神经元,其功能是控制躯干和四肢近端肌肉,尤其是屈肌的活动,与姿势的维持以及粗略的运动有关。

运动传出通路损伤后,临床上常出现柔软性麻痹(软瘫)和痉挛性麻痹(硬瘫)两种表现,两者都有随意运动的丧失,但前者伴有牵张反射减弱或消失,后者则伴有牵张反射亢进。

第四节　神经系统对内脏活动的调节

 案例

晓敏体育课百米冲刺后心率可达 150 次 / 分,而平静时她的心率只有 70 次 / 分。夜晚我们进食后哪怕不做任何运动就睡觉,但消化活动照常进行,醒来仍感饥饿。这一切都离不开自主神经系统复杂而精密的调节。

请问:1. 你知道的自主神经的功能有哪些?
　　　2. 说一说自主神经的中枢调节?

一、自主神经系统的主要生理功能及意义

(一) 自主神经系统的结构特征

自主神经系统也称内脏神经系统,其主要功能是调节内脏活动。与躯体神经一样,自主

神经系统也包括传入（感觉）神经和传出（运动）神经两部分，但习惯上仅指其传出部分。自主神经包括交感神经和副交感神经两部分。它们分布于内脏、心血管和腺体并调节这些器官的功能。自主神经也受中枢神经系统的控制。

自主神经由节前神经元和节后神经元组成。节前神经元的胞体位于脊髓和脑干，其发出的神经纤维称节前纤维；节后神经元的胞体位于自主神经节内，其发出的神经纤维称节后纤维。节前纤维进入相应自主神经节内换元，节后纤维主要支配效应器细胞。

（二）自主神经系统的主要功能

自主神经系统的主要功能是调控心肌、平滑肌和腺体的活动（表9-4）。

表9-4 自主神经的主要功能

器官	交感神经	副交感神经
循环器官	心跳加快加强，皮肤、腹腔内脏血管收缩，骨骼肌血管收缩（肾上腺素能）或舒张（胆碱能）	心跳减慢减弱，部分血管舒张（如脑膜、唾液腺、胃肠外分泌腺和外生殖器的血管）
呼吸器官	支气管平滑肌舒张	支气管平滑肌收缩
消化器官	分泌黏稠唾液，胃肠运动减弱，消化腺分泌减少，括约肌收缩	分泌稀薄唾液，胃肠运动加强，消化腺分泌增加，括约肌舒张
泌尿器官	逼尿肌舒张，括约肌收缩	逼尿肌收缩，括约肌舒张
生殖器官	无孕子宫平滑肌抑制，有孕子宫平滑肌兴奋	
眼	睫状体肌舒张（视远物），虹膜辐射状肌收缩（扩瞳）	睫状体肌收缩（视近物），虹膜环形肌收缩（缩瞳）
皮肤	促进发汗，竖毛肌收缩	
代谢	加强糖原、脂肪分解，促进肾上腺髓质激素分泌	促进胰岛素分泌

二、内脏活动的中枢调节

（一）脊髓

脊髓对内脏活动的调节是初级的，血管张力反射、发汗反射、排尿反射、排便反射、阴茎勃起反射等基本反射可在脊髓水平完成，但这些反射平时受高位中枢的控制，单独依靠脊髓本身的活动不足以很好适应生理功能的需要。

（二）脑干

脑干有很多重要的内脏活动中枢。例如，延髓有吞咽、呕吐、心血管活动、呼吸运动等基本反射中枢。延髓被压迫或受损，可迅速引起呼吸、心跳等生命活动停止，造成死亡。因此，延髓有"生命中枢"之称。此外，脑桥是角膜反射中枢和呼吸调整中枢，中脑是瞳孔对光反射的中枢部位等。

考点提示

生命中枢

（三）下丘脑

下丘脑是内脏活动的较高级中枢，它与边缘系统、脑干网状结构之间都有密切的形态和功能方面的联系，共同调节着内脏活动。

1. 体温调节　体温调节的基本中枢在下丘脑，视前区 - 下丘脑前部存在着温度敏感神经元，它们既能感受所在部位的温度变化，也能对传入的温度信息进行整合。

2. 水平衡调节　下丘脑调节水的摄入和排出，从而维持机体的水平衡，毁损动物下丘脑可导致其烦渴和多尿。

3. 对腺垂体和神经垂体激素分泌的调节 目前已知,下丘脑分泌 9 种下丘脑调节肽,通过垂体门脉系统,控制各种腺垂体激素的分泌;此外,视上核和室旁核的神经元合成血管升压素和缩宫素,该两种激素通过下丘脑-垂体束运达神经垂体储存,下丘脑可控制其分泌。

4. 生物节律控制 日周期节律是最重要的生物节律,如体温、血压、血细胞数、多种内分泌激素的分泌等都有日周期节律。目前认为,下丘脑视交叉上核可能是日周期的控制中心。

5. 其他功能 下丘脑能产生某些行为欲,如食欲、渴觉和性欲等,并能调节相应的摄食行为、饮水行为和性行为等本能行为。下丘脑还参与睡眠及情绪生理反应等活动的调节。

(四) 大脑皮质

大脑皮质主要通过边缘系统和新皮质来实现对内脏功能活动的调节。

边缘系统是调节内脏活动、情绪反应和性活动的重要中枢,有内脏脑之称。此外,边缘系统还与机体的高级精神活动如学习、记忆等密切相关。

新皮质(除海马、齿状回、嗅脑外的皮质部分)约占大脑皮质的 96%,其运动区及其周围等区域,也与内脏活动密切相关。刺激这些区域在产生躯体不同部位运动的同时,还可分别引起血管收缩、汗腺分泌、呼吸运动、直肠和膀胱活动等改变。

 知识链接

社会心理因素对内脏功能的影响

社会心理刺激可通过情绪为中介,经自主神经系统和内分泌系统,影响内脏的功能。例如,人在高兴激动的时候,交感神经兴奋,肾上腺分泌增加,心跳加快加强,呼吸加深加快,满面红光,情绪饱满;人在惊恐的时候,也可通过神经体液因素使呼吸暂停,消化抑制,面色苍白,手脚发冷,毛骨悚然,甚至出现晕厥等。某些社会心理因素,通过情绪改变了交感和副交感神经的紧张性,引起自主神经功能紊乱,使内脏功能活动的稳态遭到破坏,可导致高血压、冠心病、溃疡病等疾病的发生。所以,医务工作者在临床工作中,要注意社会心理因素对内脏活动的影响,培养病人的良性情绪,并促使消极情绪向积极情绪转化,以有利于增进和恢复健康。

第五节 脑的高级功能

 案例

猛犸象曾经是世界上最大的象之一,体重可达 12 吨。距今约 1 万年前,猛犸象陆续灭绝,而同时代的人类却生存了下来。人类战胜了猛犸象,因为我们的祖先选择了给大脑增加神经元,而不是为骨骼增加肌肉。人类大脑皮质是自然界中最复杂的物质,揭示人类大脑皮质的工作原理成为当代自然科学面临的最大挑战之一。

请问:1. 你知道的脑的高级功能有哪些?

2. 条件反射是怎样形成的?

人类大脑皮质高度发达,除了能产生感觉、控制躯体运动和调节内脏活动外,还有学习、记忆、语言、思维、觉醒和睡眠等高级功能,大脑皮质活动的基本形式是条件反射。

一、条件反射

20世纪初俄国生理学家巴甫洛夫在他的经典动物实验中,给狗以食物,可引起唾液分泌,这是非条件反射,食物就是非条件刺激。给狗以铃声刺激,不会引起唾液分泌,因为铃声与食物无关,铃声是无关刺激。但是,如果每次给食物之前先出现一次铃声,然后再给予食物,这样多次结合以后,当铃声一出现(不喂食),狗就会分泌唾液。这种情况下铃声成为进食的信号,铃声刺激由无关刺激变为条件刺激。条件反射就是由条件刺激引起的反射活动。条件刺激与非条件刺激在一定时间上反复结合的过程称为强化。条件反射建立后,如果多次只给予条件刺激(铃声),而不用非条件刺激(喂食)强化,条件反射(唾液分泌)就会减弱,最后完全消失,这称为条件反射的消退。条件反射的消退不是条件反射的简单丧失,而是中枢把原先引起兴奋性效应的信号转变为产生抑制性效应的信号。任何刺激通过强化后,都可成为条件刺激从而建立条件反射,因而条件反射数量无限。刚建立的条件反射尚不牢固,容易消退,经过多次强化,即可巩固下来。人类的学习过程就是条件反射建立的过程,需要不断复习强化,才能获得巩固的知识。

人类条件反射的建立除可用现实具体的信号,如光、声、嗅、味、触等刺激外,也可用抽象的语言、文字代替具体的信号。第一信号是指现实具体的信号,第二信号则是指客观事物的抽象信号如语言和文字。与此相对应的,人类大脑皮质对第一信号发生反应的功能系统称为第一信号系统,而对第二信号发生反应的功能系统则称为第二信号系统。人类可借助语词来表达思维,并进行抽象的思维。因此,人脑有两个信号系统,而动物只有第一信号系统,第二信号系统是人类区别于动物的主要特征。

知识链接

医务工作者要用好第二信号

好言一语三冬暖,恶言一语六月寒。良好的语言、文字,对人的生理、心理活动有着积极的影响,有利于增强和调动机体的抗病能力,促进和恢复健康。不良的语言、文字,对人的生理、心理活动起着消极的作用,不仅影响病人的康复,而且也会引起疾病的发生甚至会导致医疗纠纷。所以,医务工作者在临床工作中,既要重视医疗技术的应用,也要重视人文关怀,充分发挥第二信号系统的积极作用。

二、大脑皮质的语言功能

语言是人类独有的认知功能之一,通过语言可以交流思想和传递信息。语言有其特殊的定位结构和联系(图9-11)。若损伤相应的语言中枢,将引起相应的语言活动功能障碍(表9-5)。优势半球是指语言中枢所在的大脑半球。在人类,习惯使用右手的成年人,其语言中枢主要在左侧大脑皮质。人类的左侧优势从10~12岁起逐步建立,如果在成年后损伤左侧半球,将很难在右侧半球再建语言中枢。

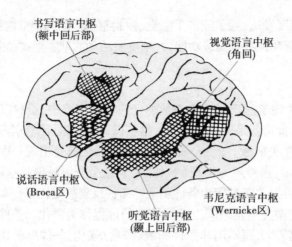

书写语言中枢
(额中回后部)

视觉语言中枢
(角回)

说话语言中枢
(Broca区)

听觉语言中枢
(颞上回后部)

韦尼克语言中枢
(Wernicke区)

图 9-11 语言中枢示意图

表 9-5 语言中枢损伤及相应的语言活动功能障碍

病名	损伤部位	症状
失读症	角回	视觉、语言功能正常,却看不懂文字含义
失写症	额中回后部	能听懂语言、看懂文字、会讲话,却不会书写
感觉失语症	颞上回后部	会讲话、会书写,能看懂文字,却听不懂谈话
运动失语症	Broca 区	能看懂文字、听懂语言,却不会讲话
流畅失语症	Wernicke 区	说话正常但充满自创词语

三、脑电图

脑电活动来源于神经元本身的膜电位及其波动、神经冲动的传导和突触传递过程中产生的突触后电位。

自发脑电活动是指在无明显刺激情况下,大脑皮质能经常自发地产生节律性的电位变化。自发脑电活动可用引导电极在头皮表面记录下来,脑电图(electroencephalogram,EEG)是指临床上用特殊的电子仪器所描记的自发脑电活动曲线。皮质电图是指在颅骨打开时直接记录到的皮质表面电位变化。

脑电图有四种波形:α、β、θ、δ 波(图 9-12)。α 波在清醒、安静并闭眼时出现,睁开眼睛或接受其他刺激时,立即消失而呈现快波 β 波,这一现象称为 α 波阻断。θ 波可见于成年人困倦时。δ 波则常见于成年人睡眠时,以及极度疲劳时或麻醉状态下。临床上,癫痫患者或皮质有占位病变(如肿瘤等)的病人,其脑电波常发生改变。例如,癫痫患者可出现异常的高频高幅脑电波或在高频高幅波后跟随一个慢波的综合波形。因此,利用脑电波改变的特点,并结合临床资料,脑电图可用来诊断癫痫或探索肿瘤所在的部位。

四、觉醒与睡眠

觉醒(wakefulness)与睡眠(sleep)是人体所处的两种不同状态,觉醒与睡眠的昼夜交替是人类生存的必要条件。觉醒状态可使机体迅速适应环境变化,从而能进行各种体力和脑力劳动;而睡眠则使机体的体力和精力得到恢复,还能增强免疫、促进生长发育、增进记忆能力、有助于情绪的稳定。一般情况下,成年人每天需要睡眠时间为 7~9 小时,儿童需要

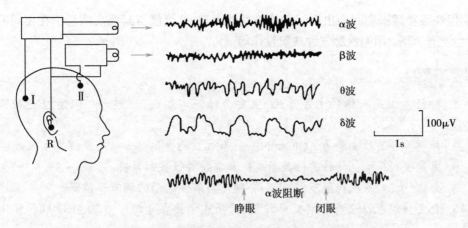

图 9-12　脑电图记录方法和正常脑电图波形
Ⅰ Ⅱ:引导电极放置于枕叶和额叶 R:无关电极放置在耳廓

10~12 小时,新生儿需要 18~20 小时,而老年人所需睡眠时间较少。

(一) 觉醒状态的维持

觉醒的产生与脑干网状结构上行激动系统的活动有关,巴比妥类药物就是通过阻断上行激动系统而起催眠作用的。

(二) 睡眠的时相和产生机制

睡眠可分为非快眼动睡眠(nonrapid eye movement sleep,NREM sleep)和快眼动睡眠(rapid eye movement sleep,REM sleep)两个时相,后者又称为异相睡眠。睡眠过程中两个时相互相交替。成人进入睡眠后,一般首先是非快眼动睡眠,持续 80~120min 后转入快眼动睡眠,维持 20~30min 后,又转入非快眼动睡眠;整个睡眠过程中有 4~5 次交替,越接近睡眠的后期,快眼动睡眠持续时间越长。两种睡眠时相状态均可直接转为觉醒状态。

1. 非快眼动睡眠　非快眼动睡眠为正常人所必需,其脑电图呈高幅慢波,因而也称慢波睡眠(slow wave sleep,SWS)。一般成年人持续觉醒 15~16 小时,便可称为睡眠剥夺,此时极易转为睡眠状态。长期睡眠剥夺后,如果任其自然睡眠,则非快眼动睡眠,尤其是深度睡眠将明显增加,以补偿前阶段的睡眠不足。在非快眼动睡眠中,视、听、触、和嗅觉下降,骨骼肌反射、循环、呼吸和交感神经活动等均随睡眠的加深而降低,机体的耗氧量下降,但脑的耗氧量不变;同时,腺垂体分泌生长激素明显增多。因此,非快眼动睡眠有利于促进生长发育和体力恢复。

2. 快眼动睡眠　脑电波呈不规则的 β 波,与觉醒时很难区别,故又称快波睡眠(fast wave sleep,FWS)。但不同的是快眼动睡眠时眼电显著增强,而肌电明显减弱;其表现与非快眼动睡眠相比,各种感觉进一步减退,以致唤醒阈提高,骨骼肌反射和肌紧张进一步减弱,肌肉几乎完全松弛,可有间断的阵发性表现,如眼球快速运动、部分躯体抽动、血压升高、心率加快、呼吸加快而不规则等,此外,做梦是该睡眠期间的特征之一。

快眼动睡眠也为正常人所必需。如果受试者连续几夜在睡眠过程中一出现快眼动睡眠就被唤醒,则受试者将变得容易激动,然后任其自然睡眠,则快眼动睡眠同样出现补偿性增加。在这种情况下,觉醒状态可直接进入快眼动睡眠,而不需经过慢波睡眠阶段。快眼动睡眠中,脑的耗氧量增加,脑血流量增多,脑内蛋白质合成加快,但生长激素分泌减少。快眼动睡眠与幼儿神经系统的成熟有密切的关系,可能有利于建立新的突触联系,促进记忆和精力恢复。但快眼动睡眠期间会出现间断的阵发性表现,这可能与某些疾病易于在夜间发作有关,如心绞痛、哮喘、阻塞性肺气肿缺氧发作等。

 本章小结

1. 神经系统是人体的主导系统,主要由神经元组成,神经元之间通过突触传递信息。

2. 外周神经递质主要为 ACh 和 NE,能和相应的受体结合从而发挥其生理效应。

3. 感觉投射系统包括特异性投射系统和非特异性投射系统。

4. 大脑、小脑、基底神经节、脑干和脊髓参与躯体运动的调节和控制。

5. 自主神经包括交感和副交感神经,其功能主要在于调节心肌、平滑肌和腺体的活动。

(彭 华)

 目标测试

A1 型题

1. 在机体功能活动调节中占主导地位的调节系统是

    A. 内分泌系统   B. 免疫系统   C. 神经系统

    D. 血液循环系统   E. 呼吸和消化系统

2. 副交感神经兴奋可引起

    A. 瞳孔扩大   B. 糖原分解增加   C. 胰岛素分泌增多

    D. 支气管平滑肌舒张   E. 胰液分泌减少

3. 躯体运动神经纤维末梢释放的递质是

    A. 去甲肾上腺素   B. 乙酰胆碱   C. 5- 羟色胺

    D. 多巴胺   E. 甘氨酸

4. 自主神经节前纤维释放的递质是

    A. 去甲肾上腺素   B. 乙酰胆碱   C. 肾上腺素

    D. 多巴胺   E. 5- 羟色胺

5. 关于 M 受体的叙述不正确的是

    A. 属于胆碱能受体

    B. 能与毒蕈碱发生特异性结合

    C. 阿托品是 M 受体阻断剂

    D. 存在于骨骼肌的终板膜上

    E. 与乙酰胆碱结合所产生的效应称为 M 作用

6. α 受体阻断剂是

    A. 筒箭毒   B. 阿托品   C. 酚妥拉明

    D. 心得安   E. 美加明

7. 产生兴奋性突触后电位的离子是

    A. 主要是 K^+ B. 主要是 Ca^{2+} C. 主要是 Cl^-

    D. 主要是 Na^+ E. 主要是 H^+

8. 特异性投射系统的主要功能是

    A. 引起特定感觉　　　　　　　　B. 维持大脑皮质的兴奋状态

    C. 使肌紧张降低　　　　　　　　D. 维持觉醒

    E. 发动随意运动

9. 内脏痛的主要特点是

    A. 对切割敏感　　　　　　　　　B. 对机械牵拉不敏感

    C. 定位不准确　　　　　　　　　D. 必有牵涉痛

    E. 对缺血及炎症等刺激不敏感

10. 躯体感觉的皮质代表区主要位于

    A. 中央前回　　　　　B. 中央后回　　　　　C. 边缘系统

    D. 颞叶　　　　　　　E. 顶叶

11. 大脑皮质运动区的主要部位在

    A. 中央前回　　　　　B. 中央后回　　　　　C. 额叶

    D. 颞叶　　　　　　　E. 枕叶

12. 维持躯体姿势最基本的反射是

    A. 屈肌反射　　　　　B. 肌紧张　　　　　　C. 对侧伸肌反射

    D. 腱反射　　　　　　E. 翻正反射

13. 脊休克产生的原因是

    A. 损伤性刺激对脊髓的抑制作用

    B. 失去脑干网状结构抑制区的作用

    C. 脊髓的反射中枢被破坏

    D. 血压下降导致脊髓缺血

    E. 断面以下脊髓突然失去高位中枢的调节作用

14. 在中脑上、下丘之间切断脑干的动物将出现

    A. 肢体麻痹　　　　　B. 去大脑僵直　　　　C. 脊休克

    D. 腱反射减弱　　　　E. 肌紧张减弱

15. 小脑受损伤后将导致肌紧张

    A. 增强　　　　　　　B. 先增强,后降低　　C. 不变

    D. 降低　　　　　　　E. 先降低,后增强

16. 前庭小脑的主要功能是

    A. 调节肌紧张　　　　B. 维持躯体平衡　　　C. 协调随意运动

    D. 产生特定的感觉　　E. 参与运动计划的形成

17. 下列关于条件反射的叙述,不正确的是

    A. 形成的基本条件是强化　　　　B. 后天形成

    C. 可以发生消退　　　　　　　　D. 数量有限

    E. 使机体具有更大的适应性

B1 型题

(18~22题共用备选答案)

    A. N_1 受体　　　　　B. N_2 受体　　　　　C. α 受体

    D. $β_1$ 受体　　　　　E. M 受体

18. 骨骼肌终板膜上的受体是

19. 自主神经节后神经元上的受体是

20. 主要分布于心肌细胞的肾上腺素能受体是

21. 导致血管收缩的肾上腺素能受体是

22. 副交感节后纤维和少数交感节后纤维所支配的效应器细胞膜上的受体是

(23~27题共用备选答案)

    A. 颞横回   B. 脑桥   C. 下丘脑

    D. 中脑   E. 枕叶

23. 体温调节的基本中枢位于

24. 听觉区主要位于

25. 角膜反射中枢位于

26. 瞳孔对光反射中枢位于

27. 视觉中枢位于

(28~30题共用备选答案)

    A. 角回   B. Broca 区   C. 颞上回后部

    D. 额中回后部   E. Wernicke 区

28. 失读症的损伤部位

29. 运动失语症的损伤部位

30. 失写症的损伤部位

第十章 内 分 泌

第一节 激 素

案例

小敏是一名医学影像专业的学生。通过认真学习,她了解到人体有运动系统、呼吸系统、消化系统、泌尿系统等九大系统,这些系统的生理功能都受到神经系统和内分泌系统的调控。神经系统主要参与生理功能的神经调节,内分泌系统主要参与体液调节。

请问:1. 你知道的内分泌腺有哪些?
2. 这些内分泌腺是如何参与体液调节的?

内分泌系统由内分泌腺和分散存在于某些组织器官中的内分泌细胞组成,它与神经系统密切联系,相互配合,共同调节机体的新陈代谢、生长发育和生殖等生命活动,对维持内环境稳态起着重要的作用。人体内主要的内分泌腺有垂体、甲状腺、甲状旁腺、胰岛、肾上腺及性腺等;散在的内分泌细胞主要存在于胃肠道、心、血管、肺、肾和下丘脑等处。

内分泌腺或内分泌细胞所分泌的生物活性物质称为激素,它是细胞之间信息传递的媒介,内分泌系统对机体功能的调节就是通过分泌激素实现的。

一、激素的分类

人体内的激素按其化学性质可分为含氮激素和类固醇激素两大类。含氮激素主要包括蛋白质类、肽类及胺类激素。人体内大多数激素属于此类,如垂体激素、甲状腺激素、胰岛素等。此类激素(甲状腺激素除外)易被消化酶破坏,作为药物使用时不宜口服。类固醇激素主要包括肾上腺皮质激素和性激素,此类激素不易被消化酶破坏,作为药物使用时可口服。

二、激素作用的一般特征

虽然激素种类繁多,作用复杂,但在发挥调节作用的过程中,具有以下共同特征。

1. 特异性　激素释放入血液后被运送到全身各个部位,与组织、细胞广泛接触,但它只选择性的作用于某些靶器官或靶细胞。如促甲状腺激素只作用于甲状腺,促肾上腺皮质激素只作用于肾上腺皮质。激素作用的特异性与靶细胞上存在能与该激素发生特异性结合的受体有关。

2. 信息传递作用　激素作为一种传递信息的化学物质,只是增强或减弱靶细胞原有的生理、生化过程,并不能引起靶细胞新的功能,也不能提供额外能量。激素在完成信息传递后便被分解失活。

3. 高效能生物放大作用　激素在血中的浓度很低,一般在纳摩尔每升(nmol/L)甚至皮摩尔每升(pmol/L)水平,但其与受体结合后,能使细胞内发生一系列的酶促反应,形成一个高效能的生物放大系统。当某内分泌腺分泌的激素稍有不足或过量时,便可使机体出现相应的功能异常,临床上分别称为该内分泌腺的功能减退或功能亢进。

4. 相互作用　当多种激素共同调节某一生理功能时,各激素之间往往存在着相互影响,主要表现在:①协同作用:如生长激素、糖皮质激素及胰高血糖素均能升高血糖,在升糖效应上有协同作用;②拮抗作用:如胰岛素能降低血糖,而胰高血糖素能升高血糖;③允许作用:有的激素本身并不能直接对某些组织或细胞产生生物学效用,但它的存在却能使另一种激素的作用明显增强。如糖皮质激素本身并不能引起血管平滑肌收缩,但它的存在是儿茶酚胺发挥缩血管效应的必要条件。

第二节　下丘脑与垂体

 案例

在昆明市郊有个"小人国",那里生活着 100 多名身高不超过 130cm 的袖珍人,他们中年龄最大的已近五旬,最小的只有 18 岁。他们组成一个表演团队,向来到这里的游客们展现一个美好的"童话世界"。

请问:1. 你知道"袖珍人"是由于哪种激素分泌异常引起的?

2. 请说出这种激素的主要生理作用。

一、下丘脑与垂体的功能联系

垂体按其结构和功能分为腺垂体与神经垂体两部分,这两部分与下丘脑均有密切联系,分别构成下丘脑 - 腺垂体系统和下丘脑 - 神经垂体系统(图 10-1)。

1. 下丘脑 - 腺垂体系统　下丘脑与腺垂体之间存在一套特殊的血管系统,即垂体 - 门脉系统。它始于下丘脑正中隆起的毛细血管网,然后汇集成几条小血管下行,经垂体柄进入腺垂体,再次形成毛细血管网。下丘脑的神经元能合成下丘脑调节肽,经垂体 - 门脉系统运送至腺垂体,调节腺垂体的活动,构成下丘脑 - 腺垂体系统。迄今为止共发现 9 种下丘脑调节肽(表 10-1)。

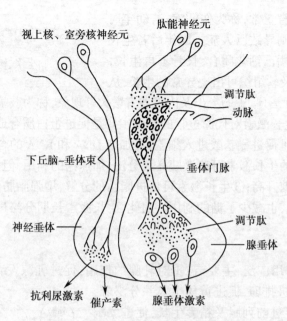

图 10-1　下丘脑与垂体功能联系示意图

表 10-1　下丘脑调节肽的种类及主要作用

种类	英文缩写	主要作用
促甲状腺激素释放激素	TRH	促进促甲状腺激素的分泌
促性腺激素释放激素	GnRH	促进黄体生成素、卵泡刺激素的分泌
促肾上腺皮质激素释放激素	CRH	促进促肾上腺皮质激素的分泌
生长激素释放激素	GHRH	促进生长激素的分泌
生长抑素	GHRIH	抑制生长激素的分泌
促黑激素释放因子	MRF	促进促黑激素的分泌
促黑激素释放抑制因子	MIF	抑制促黑激素的分泌
催乳素释放因子	PRF	促进催乳素的分泌
催乳素释放抑制激素	PIH	抑制催乳素的分泌

2. 下丘脑 - 神经垂体系统　下丘脑视上核和室旁核神经元的轴突经漏斗的腹侧下行到神经垂体,称为下丘脑 - 垂体束。视上核和室旁核神经元合成的抗利尿激素和催产素,经下丘脑 - 垂体束的轴浆运输到神经垂体贮存,当机体需要时由神经垂体释放入血,构成了下丘脑 - 神经垂体系统。

二、腺垂体

腺垂体是体内最重要的内分泌腺,共分泌七种激素。

(一) 生长激素

生长激素(GH)是腺垂体中分泌量最多的一种激素。其主要生理作用有:

1. 促进生长　生长激素能促进骨、软骨、肌肉及其他组织细胞的分裂增殖和蛋白质合成,从而使骨骼和肌肉的生长发育加快。若幼年时期生长激素分泌不足,将出现生长停滞,身材矮小,但智力发育正常,称为侏儒症;若幼年时生长激素分泌过多,则导致巨人症。成年后若生长激素分泌过多,因骨骺已钙化闭合,长骨不再生长,但肢端的短骨、颅骨及软组织可出现异常的生长,从

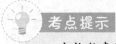

而出现手足粗大、鼻大唇厚、下颌突出及内脏器官增大等现象,称为肢端肥大症。

2. 促进代谢 生长激素对代谢过程的作用主要是促进蛋白质合成、促进脂肪分解和升高血糖:①生长激素可促进氨基酸进入细胞,并加速 DNA 和 RNA 的合成,因此可促进蛋白质合成;②生理水平的生长激素可刺激胰岛素分泌,加速糖的利用,但生长激素分泌过多则抑制糖的利用,使血糖升高;③生长激素可促进脂肪的分解,增强脂肪酸的氧化分解。由于脂肪分解提供了能量,也减少了糖的利用。因此,生长激素长期分泌过多可使血糖升高,导致"垂体性糖尿病"。

(二) 催乳素

催乳素(PRL)作用广泛,主要有:①对乳腺的作用:促进乳腺发育,引起并维持泌乳;②对性腺的作用:促进排卵,促进黄体生成并分泌雌、孕激素。在男性可促进前列腺及精囊生长,促进睾酮的合成。

(三) 促黑激素

促黑激素(MSH)能够刺激黑色素细胞内的酪氨酸转化为黑色素,使虹膜、皮肤及和毛发等颜色变深。

(四) 促激素

腺垂体分泌促甲状腺激素(TSH)、促肾上腺皮质激素(ACTH)、卵泡刺激素(FSH)和黄体生成素(LH)。这些激素分别作用于各自的靶腺,即甲状腺、肾上腺和性腺,促进靶腺的增生和分泌,故统称为促激素。它们分别与下丘脑和靶腺构成了三个功能轴,即下丘脑 - 腺垂体 - 甲状腺轴、下丘脑 - 腺垂体 - 肾上腺皮质轴、下丘脑 - 腺垂体 - 性腺轴。血液中靶腺激素浓度可通过反馈分别对下丘脑和腺垂体起调节作用,从而使血液中激素的浓度保持相对稳定(图 10-2)。

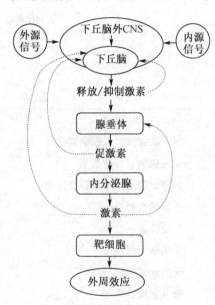

图 10-2 促激素分泌的调节轴
→促进作用途径;---▶反馈作用途径

三、神经垂体

神经垂体本身不能合成激素,它只是下丘脑合成的抗利尿激素和催产素的贮存释放部位。

(一) 抗利尿激素

抗利尿激素(ADH)主要是促进远曲小管和集合管对水的重吸收而发挥抗利尿作用(见第七章)。在机体脱水和大失血等情况下,抗利尿激素的分泌量明显增加,可使血管(特别是内脏血管)广泛收缩,从而升高血压,因此也称血管升压素(VP)。

(二) 催产素

催产素又称缩宫素(OXT),其主要生理作用是刺激子宫平滑肌和乳腺肌上皮细胞收缩。催产素对非孕子宫的作用较弱,而对妊娠子宫的作用较强。在分娩过程中,胎儿刺激子宫颈

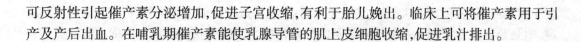

可反射性引起催产素分泌增加,促进子宫收缩,有利于胎儿娩出。临床上可将催产素用于引产及产后出血。在哺乳期催产素能使乳腺导管的肌上皮细胞收缩,促进乳汁排出。

第三节 甲状腺与甲状旁腺

患者,女,28岁。因心悸、怕热多汗、食欲亢进、消瘦,体重减轻就诊。实验室检查 T_3、T_4 水平明显升高,诊断为甲状腺功能亢进症。

请问:1. 此疾病是由于哪种激素分泌异常引起的?
2. 请说出这种激素的主要生理作用。
3. 该激素的血液浓度是怎样维持稳定的?

甲状腺是人体最大的内分泌腺,由许多大小不等的腺泡组成。腺泡上皮细胞是甲状腺激素合成与释放的部位。甲状腺激素广泛参与机体正常的生长发育、新陈代谢等多种活动的调节。甲状腺腺泡之间和腺泡上皮之间有滤泡旁细胞,也称 C 细胞,能分泌降钙素。降钙素主要参与钙、磷代谢的调节。

一、甲状腺激素

(一) 甲状腺激素的合成与代谢

甲状腺激素(TH)主要有两种:一种是四碘甲腺原氨酸(T_4)即甲状腺素,另一种是三碘甲腺原氨酸(T_3),两者都是酪氨酸的碘化物。在血液中 T_4 含量较 T_3 多,约占总量的 90%,但 T_3 的生物学活性较 T_4 强约 5 倍,是甲状腺激素发挥生理作用的主要形式。合成甲状腺激素的原料主要是甲状腺球蛋白(TG)和碘。甲状腺球蛋白由腺泡上皮细胞分泌,碘来自食物。

(二) 甲状腺激素的生理作用

甲状腺激素的作用十分广泛,主要是促进新陈代谢和促进机体生长发育。

1. 对新陈代谢的影响

(1) 产热效应 甲状腺激素促进分解代谢,可提高大多数组织的耗氧量,增加产热量,提高基础代谢率(BMR)。因此,甲状腺功能亢进的病人,因产热量增多而喜凉怕热,BMR 增高;而甲状腺功能减退的病人则喜热畏寒,BMR 降低。

(2) 对物质代谢的影响 甲状腺激素对三大营养物质的代谢均有影响,但其作用效应可因其血液浓度的不同而不同。①糖代谢:甲状腺激素可促进小肠黏膜对糖的吸收,增强肝糖原的分解,加强肾上腺素、胰高血糖素、生长激素的升高血糖作用,使血糖升高;同时甲状腺激素又可加强外周组织对糖的摄取和利用,使血糖降低。因此,正常情况下,甲状腺激素对血糖浓度影响不大。大剂量的甲状腺激素,升糖作用强于促进外周组织对糖利用的作用,使血糖升高。因此,甲状腺功能亢进时常有血糖升高,甚至出现糖尿;②蛋白质代谢:生理剂量的甲状腺激素可促进蛋白质的合成,从而有利于机体的生长发育和各种功能活动;大剂量的甲状腺激素能刺激蛋白质(尤其是肌蛋白)分解。因此甲亢病人可出现消瘦;甲状腺功能减退的病人,由于甲状腺激素分泌不足,导致蛋白质合成减少,组织间隙中黏蛋白增多,使水

131

分子滞留皮下,引起黏液性水肿;③脂类代谢:甲状腺激素能促进脂肪酸氧化,加速胆固醇降解,增强胰高血糖素和儿茶酚胺对脂肪的分解作用。同时甲状腺激素也能促进胆固醇的合成,但分解大于合成。因此,甲亢的患者血胆固醇常低于正常,反之,甲状腺功能减退的患者血胆固醇高于正常,易导致动脉粥样硬化。

2. 对生长发育的影响 甲状腺激素是维持正常生长发育不可缺少的激素,特别是对婴幼儿脑和骨的生长发育尤为重要。胚胎时期或出生后 4 个月内甲状腺激素合成不足,可导致脑发育迟缓,智力低下,且身材矮小,称为呆小症(克汀病)。

3. 其他作用 甲状腺激素能提高中枢神经系统兴奋性。因此,甲状腺功能亢进的病人,常有烦躁不安、喜怒无常、失眠多梦等表现。甲状腺功能减退的病人则常出现记忆力减退、言行迟缓、少动嗜睡等表现。甲状腺激素还能促进心肌细胞肌质网释放 Ca^{2+},使心率加快,心肌收缩力增强,心输出量增加。同时甲状腺激素还可引起血管平滑肌舒张,外周阻力降低。因此甲状腺功能亢进患者常常脉压增大。

另外,甲状腺激素对甲状旁腺、肾上腺皮质等内分泌腺的功能也有不同程度的影响。

(三) 甲状腺激素分泌的调节

甲状腺激素的合成和分泌主要受下丘脑 - 腺垂体 - 甲状腺轴的调节。同时,甲状腺还可进行自身调节。

1. 下丘脑 - 腺垂体 - 甲状腺轴 下丘脑分泌的 TRH 经垂体门脉系统刺激腺垂体分泌 TSH,TSH 作用于甲状腺,使其滤泡增生,促进甲状腺激素的合成与分泌。同时血液中游离 T_3 和 T_4 的浓度变化对 TSH 的分泌起着反馈调节作用。当血液中 T_3 和 T_4 浓度升高至一定水平时,通过负反馈作用,抑制 TSH 和 TRH 的分泌(图 10-3)。

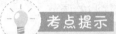

考点提示

甲状腺激素的生理作用及分泌调节

2. 甲状腺的自身调节 除了下丘脑 - 腺垂体 - 甲状腺轴的调节机制外,甲状腺还可根据血碘水平调节自身对碘的摄取量和甲状腺激素的合成。在血碘水平升高时,最初 T_3、T_4 的合成增加。但当血碘水平超过一定浓度时,甲状腺激素的合成明显减少。过量碘抑制甲状腺激素合成的机制目前尚不清楚。

知识链接

地方性甲状腺肿

地方性甲状腺肿(又称单纯性甲状腺肿)俗称"大脖子病",是由于碘缺乏引起的一种疾病。其发病机制是由于饮食中长期缺碘,导致血中 T_3、T_4 浓度降低,对腺垂体的反馈抑制作用减弱,引起 TSH 分泌增多,从而使甲状腺组织增生、肿大。

二、甲状旁腺激素与降钙素

甲状旁腺激素(PTH)和降钙素(CT)是体内调节钙、磷代谢的主要激素,两者共同维持血浆中钙和磷的水平相对恒定。

(一) 甲状旁腺激素

1. 甲状旁腺激素的生理作用 甲状旁腺激素是调节血钙与血磷水平最重要的激素,它有升高血钙和降低血磷的作用。其主要作用途径有:①动员骨钙入血,提高血钙浓度;②促进肾远端小管对钙的重吸收,抑制近端小管对磷的重吸收,使血钙升高,血磷降低;③激活肾1α-羟化酶,使25-羟维生素 D_3 转变为有活性的1,25-二羟维生素 D_3,促进小肠黏膜对钙的吸收。

2. 甲状旁腺激素分泌的调节 血钙浓度是调节甲状旁腺分泌的最主要因素。甲状旁腺主细胞对低血钙极为敏感,血钙浓度稍有下降即可使PTH分泌量迅速增加;反之分泌减少。

(二)降钙素

1. 降钙素的生理作用 降钙素的生理作用主要是降低血钙和血磷水平,其主要的靶器官是骨,对肾也有一定的作用。CT能抑制破骨细胞的活动,使溶骨过程减弱,成骨过程增强,骨组织中钙、磷沉积增加,因而血钙和血磷水平降低。此外,CT还能抑制肾小管对钙、磷、氯等离子的重吸收,增加尿中钙、磷排出量,从而降低血液中钙、磷的浓度。

2. 降钙素分泌的调节 降钙素的分泌主要受血钙浓度的调节。当血钙浓度升高时,CT的分泌随之增多,反之则分泌减少。

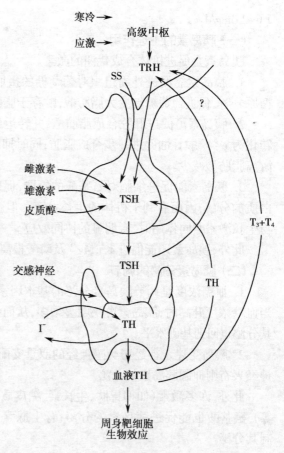

图 10-3 甲状腺激素分泌调节示意图

第四节 胰 腺

患者,女,54岁。近3个月出现疲乏无力、体重下降、口渴多饮、多尿,并有便秘、手足麻木疼痛等症状。到医院就诊,诊断为糖尿病。

请问:1. 此疾病是由于哪种激素分泌异常引起的?

2. 血糖的代谢与哪种激素有关系?它是怎样进行调节的?

3. 说出这种激素的主要生理作用。

胰腺有外分泌和内分泌双重功能。胰腺的内分泌功能主要由胰岛完成。胰岛是散在于胰腺腺泡之间的一些内分泌细胞群。胰岛细胞包括A细胞、B细胞、D细胞等。其中B细胞最多,约占75%,分泌胰岛素;A细胞约占20%,分泌胰高血糖素。

一、胰岛素

人胰岛素是含有51个氨基酸残基的小分子蛋白质。成年人胰岛素的分泌量约为

1.6~2.0mg/d。

(一) 胰岛素的生理作用

胰岛素是促进机体合成代谢的激素。

1. 胰岛素能促进外周组织对葡萄糖的摄取和利用,加速糖原的合成,并抑制糖异生和糖原分解,促进葡萄糖转变为脂肪酸,贮存于脂肪组织,因而能降低血糖浓度。

2. 胰岛素可促进肝脏合成脂肪酸,并转运到脂肪细胞储存;促进葡萄糖进入脂肪细胞,转化为 α- 磷酸甘油并进一步合成脂肪;同时抑制脂肪酶的活性,抑制脂肪的分解,使血液中游离脂肪酸减少。

3. 胰岛素能促进细胞对氨基酸的摄取,促进 DNA、RNA 及蛋白质的合成,同时抑制蛋白质的分解,因而有利于机体的生长发育。但胰岛素单独作用时,促生长作用并不明显,在与生长激素共同作用时,有明显的协同效应。

此外,胰岛素还能促进 K^+、Mg^{2+} 及磷酸根离子进入细胞,参与细胞代谢过程。

(二) 胰岛素分泌的调节

1. 血糖浓度是调节胰岛素分泌的基本因素。胰岛 B 细胞对血糖水平的变化十分敏感,当血糖浓度升高时,胰岛素分泌明显增多,从而促进血糖降低;当血糖浓度降至正常水平时,其分泌也回到基础水平。

2. 胰岛受迷走神经与交感神经的双重支配。迷走神经兴奋可促进胰岛素的分泌,交感神经兴奋则抑制胰岛素的分泌。

此外,许多激素(如抑胃肽、生长素、糖皮质激素等)、氨基酸也能促进胰岛素的分泌;肾上腺素可抑制其分泌。

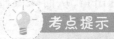

考点提示

胰岛素的生理作用及分泌调节

二、胰高血糖素

胰高血糖素是由 29 个氨基酸残基组成的多肽,血清中胰高血糖素的水平为 50~100ng/L。

(一) 胰高血糖素的生理作用

胰高血糖素是促进机体分解代谢的激素。它的靶器官主要是肝,能促进肝糖原分解和糖异生,使血糖明显升高。胰高血糖素还能促进脂肪分解,并促进脂肪酸氧化,使酮体生成增多。同时还能促进氨基酸转化为葡萄糖,抑制蛋白质合成。

(二) 胰高血糖素分泌的调节

1. 血糖浓度是调节胰高血糖素分泌的主要因素,血糖浓度降低时胰高血糖素分泌增加,反之减少。

2. 交感神经兴奋可促进胰高血糖素的分泌,而迷走神经则抑制其分泌。

此外,氨基酸、缩胆囊素、促胃液素等可促进胰高血糖素的分泌,而胰岛素、生长抑素、促胰液素等激素则抑制其分泌。

第五节 肾 上 腺

 案例

患者,女,34岁。近1年体重增加了32kg,面部痤疮严重,皮肤多处紫纹,频发头痛,烦躁易怒,来院就诊。

请问:1. 上述现象与哪种激素的分泌异常有关?

2. 该激素有哪些重要的生理功能?

肾上腺位于两肾的内上方,由皮质和髓质两部分组成。二者分泌不同的激素。

一、肾上腺皮质

肾上腺皮质自外向内分为三个细胞带,即球状带、束状带和网状带。球状带细胞分泌盐皮质激素,主要是醛固酮;束状带细胞分泌糖皮质激素,主要是皮质醇;网状带细胞分泌少量性激素。

(一) 糖皮质激素的生理作用

糖皮质激素作用广泛,在物质代谢和应激反应中起着非常重要的作用。

1. 糖皮质激素对物质代谢的影响

(1) 糖皮质激素能抑制外周组织对葡萄糖的摄取利用,促进肝脏糖异生和糖原合成,从而升高血糖。当糖皮质激素分泌过多或大量服用此类激素药物时,可出现血糖升高,甚至出现类固醇性糖尿。

(2) 糖皮质激素能促进肝外组织(尤其是肌组织)蛋白质的分解,加速氨基酸转运至肝,为糖异生提供原料。因此糖皮质激素分泌过多时,病人会出现肌肉和淋巴组织萎缩,皮肤菲薄,某些部位可见典型的紫纹,骨质疏松等现象(库欣综合征)。

(3) 糖皮质激素能促进脂肪分解,增强脂肪酸在肝内的氧化过程,有利于糖异生。糖皮质激素分泌过多时,导致脂肪组织由四肢向躯干重新分布,呈现面圆、背厚、躯干部发胖而四肢消瘦的"向心性肥胖"。

(4) 糖皮质激素调节水盐代谢的作用类似醛固酮,但作用较弱。此外糖皮质激素可降低肾小球入球小动脉的血流阻力,增加肾血浆流量,使肾小球滤过率增加,有利于水的排出。当其分泌不足时,排水能力明显降低,严重时可出现"水中毒"。

2. 当机体受到伤害性刺激(如严重创伤、感染及精神紧张等)时,促肾上腺皮质激素(ACTH)和糖皮质激素分泌增多的反应称为应激反应。应激反应中,糖皮质激素可提高机体对伤害性刺激的抵抗力,渡过"难关";同时,交感 - 肾上腺髓质系统的活动也明显增强。所以,应激反应是一种以 ACTH 和糖皮质激素分泌增加为主,多种激素共同参与的增强机体抵抗力的非特异性反应。

3. 其他作用

(1) 糖皮质激素能刺激骨髓造血,使血液中红细胞和血小板数量增多;同时能动员附着在小血管壁的中性粒细胞进入血液循环,使血液中的中性粒细胞计数增加。糖皮质激素还能抑制淋巴细胞的有丝分裂,减少淋巴细胞的数量。

（2）糖皮质激素能增强心肌收缩力，提高血管平滑肌对儿茶酚胺的敏感性，有利于维持正常动脉血压。另外，糖皮质激素可降低毛细血管壁的通透性，减少血浆的滤出，维持正常血容量。

（3）糖皮质激素能促进胃酸和胃蛋白酶原的分泌，增进食欲和消化功能。但同时也使胃黏膜的自我保护和修复功能减弱。因此，长期大量应用糖皮质激素，可诱发或加剧消化性溃疡。

（4）糖皮质激素可提高中枢神经系统兴奋性。肾上腺皮质功能亢进的患者，可出现注意力不能集中、烦躁不安、失眠等症状。

（二）糖皮质激素分泌的调节

糖皮质激素的分泌受下丘脑 - 腺垂体 - 肾上腺皮质轴的调控（图 10-4）。下丘脑释放促肾上腺皮质激素释放激素（CRH），通过垂体门脉系统运送到腺垂体使促肾上腺皮质激素（ACTH）分泌增多，进而刺激肾上腺皮质对糖皮质激素的合成与释放。当血液中糖质激素浓度升高时，可反馈性抑制下丘脑和腺垂体的分泌，使 CRH 释放减少，ACTH 合成及释放受到抑制。同时，腺垂体分泌的 ACTH 也可反馈性抑制下丘脑合成 CRH。

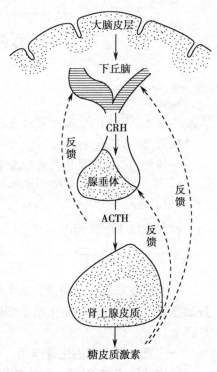

图 10-4　糖皮质激素分泌调节示意图

临床长期大量应用糖皮质激素的患者，外源性糖皮质激素可抑制 ACTH 分泌，引起肾上腺皮质萎缩，分泌功能减退甚至停止。此时若骤然停药，血中糖皮质激素水平低下，患者可出现肾上腺皮质功能不足的表现，甚至危及生命。因此，患者在治疗期间可将糖皮质激素与 ACTH 交替使用，如需停药，应逐渐减量。

二、肾上腺髓质

肾上腺髓质可分泌肾上腺素（E）和去甲肾上腺素（NE），二者均属儿茶酚胺类。

（一）肾上腺髓质激素的生理作用

肾上腺髓质激素生理作用广泛，简要归纳如下（表 10-2）。

表 10-2　肾上腺素和去甲肾上腺素的主要生理作用

	肾上腺素	去甲肾上腺素
心	心率加快，心肌收缩力增强，心输出量增多	心率减慢（减压反射的作用）
血管	皮肤、胃肠、肾等血管收缩；肝、骨骼肌血管舒张	冠状动脉舒张，其他血管均收缩
支气管平滑肌	舒张	稍舒张
代谢	血糖升高，血液游离脂肪酸增多，产热作用增强	同肾上腺素，但作用弱

当机体遇到剧痛、失血、恐惧等紧急情况时，肾上腺髓质激素大量分泌，可提高中枢神经系统兴奋性，使人体处于警觉状态，反应灵敏；心率加快，心肌收缩力增强，心输出量增多，血压升高，骨骼肌血管舒张，内脏血管收缩，血液重新分配，以满足重要器官的血液供应；呼吸加深加快，肺通气量增加；血糖升高，脂肪分解加强，以满足紧急情况下机体对能量的需求，

称为应急反应。

"应急"与"应激"的概念不同,两者既有区别又有联系。它们都是机体受到伤害性刺激时发生的自我保护性反应。前者在于提高机体对环境突变的应变能力,后者则是增强机体对伤害性刺激的耐受能力。两者相辅相成,共同提高机体的适应能力。

(二)肾上腺髓质激素分泌的调节

肾上腺髓质受交感神经节前纤维支配,当交感神经兴奋时,节前纤维末梢释放乙酰胆碱,可引起肾上腺髓质激素分泌增加。此外,ACTH可直接或间接促进髓质激素的合成。

 本章小结

1. 生长激素可促进物质代谢和生长发育,其分泌异常可引起侏儒症、巨人症和肢端肥大症等疾病。

2. 甲状腺激素是影响神经系统发育最重要的激素,其分泌异常可引起呆小症。甲状腺激素的分泌受下丘脑-腺垂体-甲状腺轴的调节。

3. 胰岛素的作用是降低血糖,其分泌主要受血糖浓度的调节。

4. 糖皮质激素在物质代谢、水盐代谢和应激反应等方面起重要作用。

(周 燕)

 目标测试

A1 型题

1. 不属于内分泌腺的是
   A. 甲状旁腺   B. 垂体   C. 肾上腺
   D. 前列腺   E. 甲状腺

2. 对去甲肾上腺素的缩血管作用具有允许作用的激素是
   A. 肾上腺素   B. 甲状腺激素   C. 甲状旁腺激素
   D. 糖皮质激素   E. 胰岛素

3. 不属于腺垂体分泌的激素是
   A. 生长激素   B. 催乳素   C. 催产素
   D. 黄体生成素   E. 促甲状腺激素

4. 不属于生长激素生理作用的是
   A. 促进骨的生长
   B. 促进蛋白质合成
   C. 促进神经系统的分化与发育
   D. 减少糖的利用
   E. 促进脂肪分解

5. 下列哪个内分泌腺的激素分泌不足时,引起呆小症
   A. 垂体   B. 甲状腺   C. 肾上腺
   D. 甲状旁腺   E. 松果体

6. 缺碘可引起哪一个内分泌腺体肿大
   A. 甲状腺   B. 肾上腺   C. 胸腺

D. 甲状旁腺　　　　　　E. 垂体

7. 能使血糖水平降低的激素是
　　A. 生长激素　　　　　　B. 胰岛素　　　　　　C. 胰高血糖素
　　D. 糖皮质激素　　　　　E. 甲状腺激素

8. 调节胰岛素分泌最重要的因素是
　　A. 血脂水平　　　　　　B. 血糖水平　　　　　C. 生长激素
　　D. 神经因素　　　　　　E. 肾上腺素

9. 糖皮质激素分泌过多时,会产生
　　A. 侏儒症　　　　　　　B. 水中毒　　　　　　C. 向心性肥胖
　　D. 肢端肥大症　　　　　E. 巨人症

10. 血钙的调节与下列哪两种激素有关
　　A. 甲状腺激素与甲状旁腺激素
　　B. 甲状旁腺激素与肾上腺素
　　C. 甲状旁腺激素与降钙素
　　D. 生长激素与血管升压素
　　E. 甲状腺激素与降钙素

A2 型题

11. 某患者因肾病长期大量用糖皮质激素治疗,该患者不会因此而出现
　　A. 血糖升高　　　　　　　　　B. 蛋白质合成增加
　　C. 面部和躯干脂肪合成增加　　D. 红细胞、血小板增多
　　E. 淋巴细胞减少

12. 患者,男性,40 岁,因脑肿瘤浸润下丘脑室旁核,其所致分泌障碍的激素是
　　A. 黄体生成素　　　　　　　　B. 生长激素
　　C. 抗利尿激素　　　　　　　　D. 促肾上腺皮质激素
　　E. 催乳素

13. 患者,女性,50 岁。畏寒、反应迟钝、胫骨前非凹陷性水肿,利尿药治疗无效,应首先
考虑缺乏的激素是
　　A. 生长素　　　　　　　B. 胰岛素　　　　　　C. 肾上腺素
　　D. 甲状腺激素　　　　　E. 催乳素

B 型题

(14~15 题共用备选答案)
　　A. 骨和肌肉　　　　　　B. 肾和心　　　　　　C. 骨和脑
　　D. 肝和脑　　　　　　　E. 心和脑

14. 甲状腺激素对上述哪个器官的发育最为重要

15. 生长激素对上述哪个器官的发育最为重要

(16~18 题共用备选答案)
　　A. 生长激素　　　　　　B. 甲状腺激素　　　　C. 胰岛素
　　D. 肾上腺素　　　　　　E. 降钙素

16. 呆小症是由于缺乏

17. 侏儒症是由于缺乏

18. 巨人症是由于过多的

(19~20 题共用备选答案)

    A. 肢端肥大症   B. 呆小症   C. 糖尿病

    D. 佝偻病   E. 侏儒症

19. 胰岛素分泌不足可导致

20. 成年后生长激素分泌过多可导致

第十一章 生　殖

 学习目标

1. 掌握：雄激素、雌激素和孕激素的生理作用。
2. 熟悉：月经周期的概念及形成机制。
3. 了解：睾丸和卵巢活动的调节；妊娠与分娩。

生殖(reproduction)是指生物体发育成熟后,能够以一定的方式产生与自身相似的子代个体的生理过程。人类的生殖包括生殖细胞(精子和卵子)的产生、受精、着床、胚胎发育和分娩等环节。

第一节　男　性　生　殖

 案例

小刚的弟弟小齐14岁,喜欢唱歌,曾得过校园歌手赛冠军。最近半年来,小齐发现自己清脆的声音不见了,声音开始变沙哑,同时个头迅速长高,长出了喉结,前两天发现连小胡子也出来了。小齐很困惑,感觉自己变丑了,担心是否以后还能唱出美妙的歌声,他向哥哥小刚求助,问他该怎么办?

请问：1. 你能解释小齐为什么会发生这些变化吗?
2. 对于小齐的困惑,请给出你的建议。

男性的生殖腺是睾丸,具有产生精子和分泌雄激素的功能。男性附性器官包括附睾、输精管、精囊腺、前列腺和阴茎等,在精子的储存、成熟和运输等方面发挥重要作用。

一、睾丸的功能

睾丸实质主要由100~200个睾丸小叶组成,每个睾丸小叶由生精小管和睾丸间质构成,前者是生成精子的部位,后者有内分泌功能,可分泌雄激素。

(一) 生精功能

睾丸的生精小管主要由生精上皮构成,生精上皮由生精细胞和支持细胞组成。男性进入青春期以后,在垂体促性腺激素作用下,生精细胞开始不断增殖分化,从精原细胞经历初级精母细胞、次级精母细胞、精子细胞等几个阶段,最终演变为精子。这一过程大约历时两个半月。生精细胞的增殖十分活跃,但易受酒精、放射线等因素的影响,导致精子畸形。同

140

时精子的生成需要适宜的温度,阴囊内温度比腹腔内低2℃左右,适合精子的生成。若因某些原因睾丸未能下降至阴囊内(隐睾症),精子的生成将受影响,易造成男性不育症。

精子生成后到达附睾内贮存,并进一步发育成熟,获得运动能力。精子与附睾、精囊腺、前列腺和尿道球腺等的分泌物混合形成精液,在性高潮时射出体外。正常男性每次射出3~6ml精液,每毫升精液中含有2000万~4亿个精子,若少于2000万个,易导致不育症。

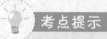
考点提示
精子的生成部位

(二)内分泌功能

睾丸间质细胞能分泌雄激素,生精小管的支持细胞可分泌抑制素。

1. 雄激素 雄激素(androgen)的主要成分为睾酮,其主要生理作用是:①促进男性生殖器官的生长发育,引起并维持正常性欲;②促进男性第二性征的出现并维持正常状态;③维持生精作用;④促进蛋白质合成,促进骨骼生长和红细胞生成等。

2. 抑制素 抑制素能抑制腺垂体合成和分泌促卵泡激素(FSH)。

 知识链接

男性青春期特征

男性青春期,雄激素合成分泌迅速增多,由于睾酮的作用,身体会发生显著变化,主要表现在:喉结突出、声音低沉、骨骼粗壮、肌肉发达、毛发呈男性分布等特点,称为第二性征。若在青春期前切除睾丸,则以上特征将不会出现,可见男性第二性征的发育有赖于睾丸的功能。

二、睾丸功能的调节

睾丸的生精作用和内分泌功能均受下丘脑-腺垂体-睾丸轴的调节,同时睾丸分泌的激素又对下丘脑-腺垂体进行负反馈调节,从而维持生精过程和激素分泌的稳态(图11-1)。

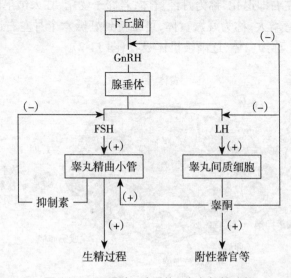

图 11-1 下丘脑-腺垂体-睾丸轴的功能
(+)表示促进;(-)表示抑制

此外,在睾丸内生精细胞、支持细胞和间质细胞之间还存在复杂的局部调节机制。

第二节　女　性　生　殖

案例

　　小娇 17 岁,是卫校一年级的学生,每次月经来潮时,总伴随着腹痛、食欲减退、心情低落等症状。最近,由于天气炎热,小娇和小伙伴们暴吃冷饮,大家都说"爽极了"。但当月经来潮时,小娇因腹痛难忍到医院就诊,医生给小娇做了止痛处理后,严肃地告诉小娇,要节制进食冷饮,并要养成良好的卫生习惯,加强锻炼身体,会逐渐好起来的。

　　请问:1. 月经期是怎样形成的?

　　　　　2. 你知道如何养成良好的青春期卫生习惯吗?

　　女性生殖腺是卵巢,具有产生卵细胞和分泌雌激素、孕激素的功能。女性附性器官包括输卵管、子宫、阴道、外阴等,主要是接纳精子、促进精子和卵细胞结合并孕育新个体。

一、卵巢的功能

(一)生卵功能

　　卵子由卵巢内原始卵泡发育而成。新生儿两侧卵巢约有 70 万 ~200 万个原始卵泡,从青春期开始至更年期,卵巢在腺垂体分泌的促性腺激素作用下,每隔 28 天左右约有 15~20 个原始卵泡进行生长发育,但通常只有一个卵泡发育成熟并进行排卵,其余的则先后退化形成闭锁卵泡。卵泡在发育成熟过程中逐渐向卵巢表面移动。卵泡成熟以后,在多种激素的刺激下,卵泡膜破裂,卵母细胞连同透明带、放射冠和卵泡液一起排至腹腔的过程,称为排卵。正常排卵发生在月经周期的第 14 天左右。

　　排卵后,残存的卵泡壁连同壁上的血管一起向卵泡腔塌陷,形成黄体。若排出的卵子未受精,黄体维持两周左右即退化,称为月经黄体;若卵子受精,在人绒毛膜促性腺激素(HCG)作用下,黄体继续发育增大,称为妊娠黄体,可维持到妊娠六个月左右退化。黄体退化后逐渐被结缔组织所取代,称为白体,逐渐被机体吸收(图 11-2)。

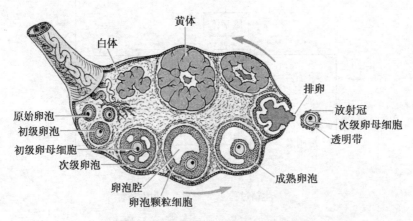

图 11-2　卵泡的生卵过程示意图

(二) 内分泌功能

卵巢主要分泌雌激素和孕激素,还可分泌少量雄激素。雌激素主要由卵泡的颗粒细胞和黄体细胞分泌,包括雌二醇、雌酮和雌三醇,其中以雌二醇分泌量最大、活性最强。孕激素主要由黄体细胞分泌,以孕酮的作用最强。

1. 雌激素的生理作用

(1) 对生殖器官的影响:①促进卵泡发育及排卵;使子宫内膜发生增生期变化;②促进输卵管的运动,有利于精子和卵子的运行;③刺激阴道上皮细胞增生、角化并合成大量糖原,增强阴道抗菌能力。

(2) 对第二性征的影响:雌激素可刺激乳腺导管和结缔组织增生,促进乳腺发育,形成并维持女性第二性征。

(3) 对代谢的影响:①促进青春期骨的生长及骨骺愈合;②促进肝内多种蛋白质的合成;③促进肾小管对水和 Na^+ 的重吸收。

2. 孕激素的生理作用　孕激素主要作用于子宫内膜和子宫平滑肌,为受精卵着床做准备,并维持妊娠。

(1) 对子宫的作用:①使子宫内膜在增生期的基础上进一步增厚,并发生分泌期变化;②降低妊娠子宫平滑肌对催产素的敏感性;③减少宫颈黏液分泌,使其黏稠度增加,精子难通过。

(2) 对乳腺的作用:在雌激素作用的基础上,促进乳腺小叶和腺泡增生,为分娩后泌乳做准备。

(3) 产热作用:孕激素能促进机体产热,使基础体温升高。排卵后体温可升高 0.5℃ 左右。临床上常利用测定基础体温检测排卵、指导避孕。

(4) 其他作用:①降低母体对胎儿的免疫排斥反应;②促进水、钠的排泄;③协同雌激素反馈性抑制腺垂体分泌促性腺激素。

3. 抑制素的生理作用　抑制素是由颗粒细胞分泌的糖蛋白,妊娠期由胎盘分泌。抑制素可抑制 FSH 的合成与释放。它可通过诱导 FSH 的受体表达,促进卵泡内膜细胞分泌雄激素,抑制颗粒细胞分泌孕激素等多种方式,调控卵泡的生长发育。

二、卵巢功能的调节

卵巢的周期性活动受下丘脑 - 腺垂体的调节,而卵巢分泌激素的周期性变化又使子宫内膜发生周期性变化,同时对下丘脑 - 腺垂体进行反馈调节,构成下丘脑 - 腺垂体 - 卵巢轴(图 11-3)。

三、月经周期及其形成机制

(一) 月经和月经周期

女性从青春期开始,在卵巢激素周期性分泌的影响下,子宫内膜发生周期性剥落、出

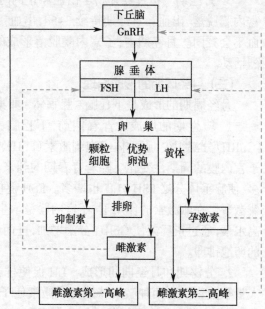

图 11-3　卵巢功能的调节示意图

GnRH:促性腺激素释放激素;FSH:卵泡刺激素;LH:黄体生成素

──→促进　-----▶抑制

143

血的现象,称为月经。月经形成的周期性变化称为月经周期。成年女性的月经周期一般为28d 左右,每次月经持续 3~5d。女性第一次出现月经称为初潮,我国女性的初潮年龄一般为 12~14 岁,到 45~50 岁左右月经停止,称为绝经。

 知识链接

闭 经

闭经是指女子年满 18 岁月经仍未来潮,或以往有过正常月经,现月经闭止超过 3 个月以上者。前者又称原发性闭经,后者称为继发性闭经。青春期前、妊娠期、哺乳期及更年期的停经及绝经均属于生理现象,如卵子受精而怀孕,黄体继续分泌孕激素与雌激素,子宫内膜可不再脱落,不出现月经。正常生育期妇女,闭经往往是怀孕的信号。

(二) 月经周期中子宫内膜的变化

根据卵巢激素的周期性分泌和子宫内膜的周期性变化,月经周期可分为增生期、分泌期和月经期三个时期(图 11-4)。

1. 增生期 又称排卵前期、卵泡期,指从月经结束到排卵的这段时间,约是月经周期的第 5~14 日。此期卵巢中卵泡生长发育成熟,并分泌雌激素。在雌激素作用下,子宫内膜腺体、间质细胞呈增殖状态,子宫内膜增厚 3~4 倍,腺体增生弯曲,间质血管增多。此期末卵巢内的卵泡发育成熟并排卵。

2. 分泌期 又称排卵后期、黄体期,指排卵后至下次月经之前的时期,约是月经周期第 15~28 日。此期黄体分泌大量孕激素和雌激素,子宫内膜继续增厚,血管扩张充血,腺体开始分泌,间质疏松水肿,有利于胚胎着床。

3. 月经期 指月经开始至出血停止的时间,约为月经周期的第 1~5 日。此期特点为子宫内膜脱落、出血。月经期持续 3~5d,出血量为 50~100ml,因其富含纤溶酶原激活物,故经血不会凝固。月经期内,子宫内膜脱落形成的创面容易感染,应注意保持外阴清洁,避免剧烈活动。

(三) 月经周期的形成原理

月经周期的形成是下丘脑 - 腺垂体 - 卵巢轴作用的结果。

1. 增生期的形成 青春期前,下丘脑、腺垂体尚未发育成熟,促性腺激素释放激素(GnRH)分泌很少,腺垂体卵泡刺激素(FSH)、黄体生成素(LH)分泌极少,不足以引起卵巢和子宫内膜的周期性变化。随着青春期的到来,下丘脑发育逐渐成熟,下丘脑分泌的 GnRH 增多,使腺垂体分泌 FSH、LH 也增多。FSH 促使卵泡生长发育成熟,并与 LH 配合使卵泡分泌雌激素。在雌激素的作用下,子宫内膜呈增生期的变化。排卵前期末,雌激素在血中浓度达高水平,通过正反馈使 GnRH 分泌增加,进而使 FSH 特别是 LH 分泌增加。这时已发育成熟的卵泡排卵。

2. 分泌期和月经期的形成 LH 促使排卵后的残余卵泡形成黄体并继续分泌雌激素和大量孕激素。这两种激素特别是孕激素使子宫内膜呈分泌期的变化。随着黄体逐渐长大,雌激素、孕激素分泌也不断增加。排卵后第 8~10 日,它们在血中的浓度达高水平,对下丘脑、腺垂体起负反馈作用,抑制 GnRH、FSH、LH 的分泌。LH 减少,黄体便趋于退化萎缩,因而雌激素、孕激素分泌也迅速减少,子宫内膜失去这两种激素的维持便脱落出血,形成月经。

随着血中雌激素、孕激素浓度降低,对下丘脑、腺垂体的抑制作用解除,卵泡又在 FSH

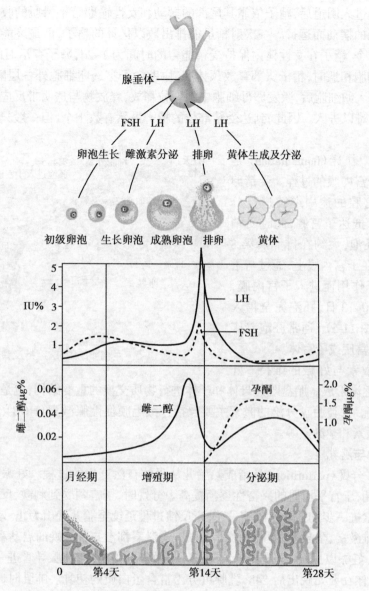

图 11-4　月经周期中卵巢、子宫内膜和激素的变化

的作用下生长发育,新月经周期又开始。

　　由于中枢神经系统接受内外环境的刺激,能通过下丘脑 - 腺垂体系统调节卵巢功能,从而影响月经周期。因此,强烈情绪波动、生活环境的改变及体内其他系统的疾病往往都可引起月经失调。

四、妊娠与分娩

(一) 妊娠

　　妊娠是指子代新个体的产生和孕育过程,包括受精、着床、妊娠的维持及胎儿的生长。受精是妊娠的开始,胎儿及其附属物从母体排出是妊娠的终止。

　　1. 受精　受精(fertilization)是指精子和卵细胞的结合过程,受精的部位一般在输卵管壶腹部。精液进入阴道后,精子依靠其尾部的摆动和女性输卵管平滑肌的收缩以及输卵管上皮细胞纤毛的摆动而运行。一次射精虽能排出数以亿计的精子,但最终能到达受精部位的只有 15~50 个,精子在女性体内保持受精能力的时间为 1~2d,卵子存活时间仅为 6~24h。当精子与卵细胞相遇时,精子头部释放顶体酶,协助精子穿透卵细胞外各层障碍进入卵内。当一个精子进入卵细胞后,激发卵母细胞中的颗粒释放,释放物与透明带反应,封锁透明带,使其他的精子难以进入。因此,到达受精部位的精子虽然有数十个,但一般只能有一个精子与卵细胞结合。

2. 着床 着床(implantation)是指胚泡植入子宫内膜的过程。受精卵在移动至子宫腔的途中继续进行分裂,大约 4d 后抵达子宫腔,此时受精卵已经形成胚泡,大约在排卵后第 8日,胚泡吸附在子宫内膜上,通过与子宫内膜的相互作用而进入子宫内膜,于排卵后第 10~13 日,胚泡完全植入子宫内膜内(图 11-5)。通常胚泡着床部位一般在子宫底或子宫体。

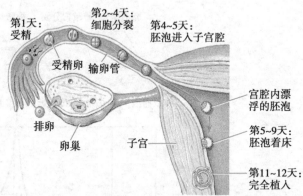

图 11-5 受精卵的形成、运行及着床示意图

3. 胎盘激素与妊娠的维持 妊娠以后,胎盘逐渐形成。胎盘既是母体和子体进行物质交换的重要结构,也是一个非常重要的内分泌器官。人类胎盘分泌的激素主要包括人绒毛膜促性腺激素(HCG)、人绒毛膜生长素(HCS)、雌激素和孕激素等。

(二) 分娩与泌乳

1. 分娩 分娩(parturition)是指成熟胎儿从母体自然产出的过程。妊娠的维持大约为280d,妊娠末期,子宫平滑肌的兴奋性逐渐提高。分娩时,子宫颈受到刺激,反射性引起催产素释放,催产素进一步加强子宫收缩,这种正反馈过程延续至胎儿娩出为止。动物实验表明,糖皮质激素、雌激素、孕激素、催产素及儿茶酚胺类激素都参与了分娩的启动和完成。

2. 泌乳 妊娠以后,由于催乳素、雌激素、孕激素分泌增加,乳腺导管进一步增生分支,但不泌乳。母体在婴儿娩出后 24h,乳腺可分泌富含蛋白质的初乳。哺乳时,婴儿吸吮乳头的刺激可反射性引起催乳素、催产素分泌增多,均有利于泌乳。母乳共含有 160 种营养物质,其中免疫球蛋白可增强婴儿的免疫力,而各种激素和生长因子对婴儿有很高的营养价值,因此提倡进行母乳喂养。

本章小结

1. 睾丸有产生精子和分泌雄激素的功能。

2. 卵巢的功能包括产生卵细胞,分泌雌、孕激素。

3. 月经周期包括增生期、分泌期和月经期三个时期,其形成是下丘脑 - 腺垂体 - 卵巢轴作用的结果。

(边 柯)

目标测试

A1 型题

1. 精液的液体成分主要来自于
    A. 睾丸　　　　　　　　B. 附睾　　　　　　　　C. 输精管
    D. 尿道球腺　　　　　　E. 精囊和前列腺
2. 产生精子的部位是
    A. 精囊　　　　　　　　B. 间质细胞　　　　　　C. 附睾
    D. 生精小管　　　　　　E. 输精管
3. 排卵一般发生在
    A. 月经来潮前　　　　　B. 增殖期的第 3 天　　　C. 分泌期的第 14 天
    D. 月经周期的第 28 天　E. 月经周期的第 14 天
4. 排卵后形成的黄体可分泌
    A. LH　　　　　　　　　B. FSH　　　　　　　　C. CnRH
    D. 人绒毛生长素　　　　E. 孕激素和雌激素
5. 妊娠时维持黄体功能的主要激素是
    A. 雌激素　　　　　　　B. 卵泡刺激素　　　　　C. 孕激素
    D. 黄体生成素　　　　　E. 人绒毛膜促性腺激素

B1 型题

(6~7 题共用备选答案)
    A. 排卵前期　　　　　　B. 月经期　　　　　　　C. 排卵后期
    D. 增生期　　　　　　　E. 绝经期
6. 子宫内膜增厚,血管和腺体增多,但是腺体无分泌功能,此时为
7. 到 45~50 岁,月经不重复出现,进入
(8~10 题共用备选答案)
    A. 胎盘　　　　　　　　B. 卵巢　　　　　　　　C. 睾丸的间质细胞
    D. 睾丸的生精细胞　　　E. 睾丸的支持细胞
8. 睾丸分泌雄激素的细胞
9. 睾丸分泌抑制素是
10. 分泌绒毛促性腺激素的是

实 验 指 导

实验1 ABO 血型鉴定

【实验目的】

1. 会用玻片法测定 ABO 血型。
2. 能说出 ABO 血型的类型及分型依据。

【实验准备】

1. 物品:A 型和 B 型标准血清、双凹玻片、采血针、竹签、碘伏、玻璃蜡笔、小试管、滴管。
2. 器械:显微镜

【实验学时】 2 学时

【实验方法与结果】

(一) 实验方法

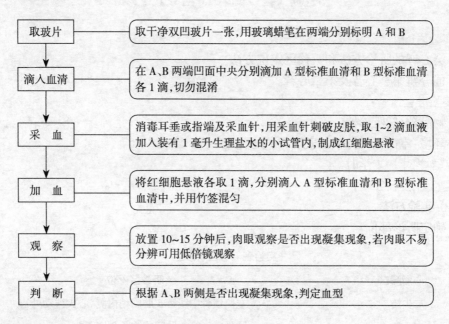

(二) 实验结果

受检者姓名	
性别	
室温	
A 端是否凝集	

B 端是否凝集	
血型判定	

【实验评价】

内容	评价		
	优	良	合格
正确解释,合理沟通			
玻片标记清晰准确			
采血针和采血部位消毒充分			
竹签混匀时,严防两种血清接触			
凝集现象观察准确			
血型判定正确			
注意无菌操作,废弃物处理得当			
实验积极,态度端正			

（王化龙）

实验 2   人体心音的听诊

【实验目的】

1. 会心音的听诊方法和听诊区定位方法。

2. 能分辨第一心音及第二心音。

【实验准备】

1. 物品器械:听诊器

2. 环境:室内应保持整洁安静,利于听诊。

【实验学时】 1 学时

【实验方法与结果】

（一）实验方法

1. 确定听诊部位

实验表   心音听诊区

心瓣膜区	听诊区部位
二尖瓣	左侧锁骨中线第 5 肋间稍内侧（心尖搏动处）
三尖瓣	胸骨右缘第 4 肋间或胸骨剑突下
主动脉瓣	胸骨右缘第 2 肋间
肺动脉瓣	胸骨左缘第 2 肋间

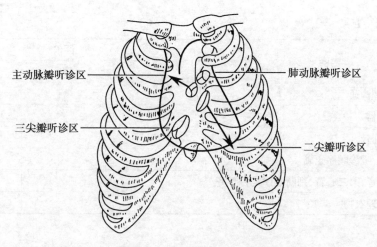

主动脉瓣听诊区

肺动脉瓣听诊区

三尖瓣听诊区

二尖瓣听诊区

实验图　心音听诊区示意图

2. 心音听诊流程

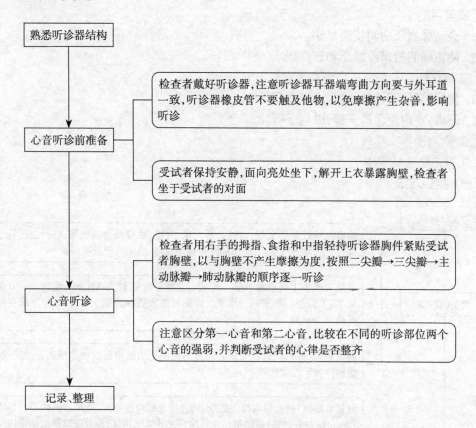

熟悉听诊器结构

心音听诊前准备 ── 检查者戴好听诊器,注意听诊器耳器端弯曲方向要与外耳道一致,听诊器橡皮管不要触及他物,以免摩擦产生杂音,影响听诊

── 受试者保持安静,面向亮处坐下,解开上衣暴露胸壁,检查者坐于受试者的对面

心音听诊 ── 检查者用右手的拇指、食指和中指轻持听诊器胸件紧贴受试者胸壁,以与胸壁不产生摩擦为度,按照二尖瓣→三尖瓣→主动脉瓣→肺动脉瓣的顺序逐一听诊

── 注意区分第一心音和第二心音,比较在不同的听诊部位两个心音的强弱,并判断受试者的心律是否整齐

记录、整理

(二) 实验结果记录

	心音特点	产生时期	心律是否整齐
第一心音			
第二心音			

【实验评价】

内容	评价		
	优	良	合格
正确解释,合理沟通			
正确使用听诊器			
受试者安静、配合			
听诊过程流畅,听诊顺序正确			
能分辨第一心音、第二心音,判断心律是否整齐			
帮助受试者整理衣物			

（梁志民）

实验 3　人体动脉血压的测量

【实验目的】

1. 会动脉血压的间接测量法。
2. 能正确测量出收缩压和舒张压。

【实验准备】

1. 物品器械:听诊器、台式水银血压计
2. 环境:室内应保持安静,以利于听诊。

【实验学时】　1学时

【实验方法与结果】

(一) 实验方法

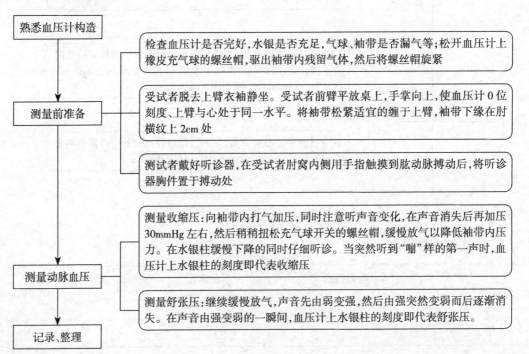

（二）实验结果

动脉血压	实际测量值（mmHg）	正常参考值（mmHg）
收缩压		
舒张压		
计算脉压		

【实验评价】

内容	评价		
	优	良	合格
正确解释,合理沟通			
检查血压计			
受试者上臂与心处于同一水平			
袖带下缘在肘窝以上约2cm,松紧适宜			
听诊器胸件置于肱动脉搏动处			
操作过程流畅,动作轻巧			
读数准确,数据记录正确			
测量完毕,关闭水银柱开关			
帮助受试者整理衣袖			

（周　燕）

实验4　肺活量的测定

【实验目的】

1. 会肺活量的测定方法。

2. 能说出肺活量的概念和正常值。

【实验准备】

1. 物品与器械:桶式或电子肺活量计、75%乙醇棉球、消毒液

2. 环境:室内保持安静

【实验学时】　2学时

【实验方法与结果】

（一）实验方法

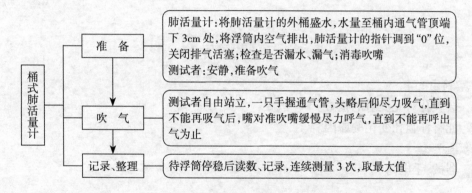

桶式肺活量计

准　备　肺活量计:将肺活量计的外桶盛水,水量至桶内通气管顶端下3cm处,将浮筒内空气排出,肺活量计的指针调到"0"位,关闭排气活塞;检查是否漏水、漏气;消毒吹嘴
测试者:安静,准备吹气

吹　气　测试者自由站立,一只手握通气管,头略后仰尽力吸气,直到不能再吸气后,嘴对准吹嘴缓慢尽力呼气,直到不能再呼出气为止

记录、整理　待浮筒停稳后读数、记录,连续测量3次,取最大值

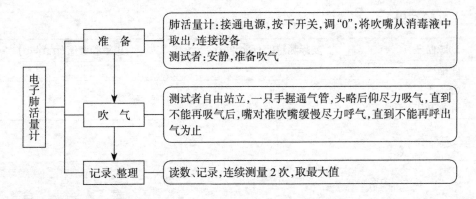

(二) 实验结果

姓名	性别	实际测量值(ml)	终值(ml)	正常参考值(ml)

【实验评价】

内容	评价		
	优	良	合格
正确解释,合理沟通			
肺活量计保持水平位,使浮筒垂直悬浮			
避免从鼻孔或口角处漏气			
呼吸方式正确			
操作过程流畅,动作熟练			
数据记录正确			

(孟 娟)

实验5 瞳孔反射

【实验目的】

1. 会瞳孔对光反射的检查。
2. 能解释瞳孔变化的原因。

【实验准备】

1. 器械:手电筒

2. 环境:室内、自然光

【实验学时】 1 学时

【实验方法与结果】

(一) 实验方法

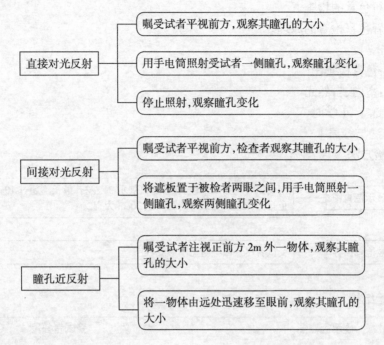

直接对光反射
- 嘱受试者平视前方,观察其瞳孔的大小
- 用手电筒照射受试者一侧瞳孔,观察瞳孔变化
- 停止照射,观察瞳孔变化

间接对光反射
- 嘱受试者平视前方,检查者观察其瞳孔的大小
- 将遮板置于被检者两眼之间,用手电筒照射一侧瞳孔,观察两侧瞳孔变化

瞳孔近反射
- 嘱受试者注视正前方 2m 外一物体,观察其瞳孔的大小
- 将一物体由远处迅速移至眼前,观察其瞳孔的大小

(二) 实验结果

名称	瞳孔变化			
	扩大		缩小	
	左	右	左	右
直接对光反射				
间接对光反射				
瞳孔近反射				

【实验评价】

内容		评价		
		优	良	差
直接对光反射	操作正确,解释清楚			
	关怀爱护受试者			
间接对光反射	操作正确,解释清楚			
	关怀爱护受试者			
瞳孔近反射	操作正确,解释清楚			
	关怀爱护受试者			

(周　燕)

实验 6 色 觉 检 查

【实验目的】
1. 会进行色觉的检查。
2. 能解释色盲检查的原理。

【实验准备】
1. 器械:色盲检查图
2. 环境:室内、自然光

【实验学时】 1 学时

【实验方法与结果】

(一) 实验方法

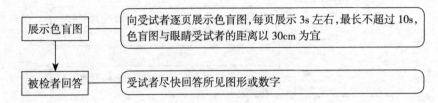

| 展示色盲图 | 向受试者逐页展示色盲图,每页展示 3s 左右,最长不超过 10s,色盲图与眼睛受试者的距离以 30cm 为宜 |

↓

| 被检者回答 | 受试者尽快回答所见图形或数字 |

(二) 实验结果

展示色盲图	受试者答案

【实验评价】

内容	评价		
	优	良	差
正确解释,合理沟通			
明亮、均匀的自然光线下进行			
色盲图与受试者眼睛的距离 30cm			
读图时间 3~10s			

(周　燕)

参 考 文 献

1. 彭波,李茂松.第 2 版.生理学.北京:人民卫生出版社,2008.
2. 潘丽萍.生理学.第 2 版.北京:人民卫生出版社,2013.
3. 朱大年,王庭槐.生理学.第 8 版.北京:人民卫生出版社,2013.
4. 柏树令,应大君.系统解剖学.第 8 版.北京:人民卫生出版社,2013.
5. 白波等.生理学.第 7 版.北京:人民卫生出版社,2014.
6. 朱艳平等.生理学基础.第 3 版.北京:人民卫生出版社,2015.
7. 符史干等.生理学.西安:第四军医大学出版社,2012.
8. 曲英杰等.生理学.北京:中国医药科技出版社,2013.

目标测试参考答案

第一章

1. A	2. A	3. B	4. E	5. B	6. D	7. C	8. D	9. A	10. B
11. E	12. C	13. A	14. B	15. C	16. A	17. A	18. C	19. B	20. C

第二章

1. E	2. C	3. E	4. D	5. E	6. E	7. B	8. B	9. C	10. D
11. A	12. D	13. D	14. D	15. B	16. B	17. E	18. B	19. D	20. C

第三章

1. B	2. C	3. C	4. B	5. D	6. A	7. B	8. A	9. B	10. E
11. B	12. C	13. B	14. E	15. D	16. C	17. B	18. E	19. C	20. E
21. E	22. A	23. D	24. B	25. E	26. E	27. A	28. B	29. D	30. C
31. A	32. B	33. E	34. E	35. A	36. B	37. B	38. D	39. B	40. E

第四章

1. B	2. A	3. B	4. B	5. E	6. A	7. B	8. A	9. B	10. B
11. D	12. C	13. D	14. B	15. C	16. D	17. C	18. C	19. A	20. B

第五章

1. C	2. D	3. D	4. B	5. D	6. C	7. A	8. A	9. C	10. B
11. A	12. C	13. E	14. D	15. D	16. E	17. A	18. A	19. D	20. B

第六章

1. D	2. D	3. B	4. D	5. C	6. E	7. C	8. C	9. D	10. B

第七章

1. C	2. C	3. C	4. A	5. E	6. B	7. D	8. A	9. C	10. B
11. C	12. E	13. C	14. A	15. B	16. E	17. B	18. D	19. B	20. A
21. B	22. D	23. D	24. A	25. B	26. B	27. A	28. B	29. C	30. D

第八章

1. C	2. E	3. C	4. C	5. A	6. B	7. D	8. B	9. B	10. A

第九章

1. C	2. C	3. B	4. B	5. D	6. C	7. D	8. A	9. C	10. B
11. A	12. B	13. E	14. B	15. D	16. B	17. D	18. B	19. A	20. D
21. C	22. E	23. C	24. A	25. B	26. D	27. E	28. A	29. B	30. D

第十章

1. D	2. D	3. C	4. C	5. B	6. A	7. B	8. B	9. C	10. C
11. B	12. D	13. D	14. A	15. A	16. B	17. A	18. A	19. C	20. A

第十一章

1. E	2. D	3. E	4. E	5. E	6. D	7. E	8. C	9. E	10. A

《生理学基础》教学大纲

一、课程性质

《生理学基础》是中等卫生职业教育医学影像技术专业一门重要的专业核心课程。本课程主要内容包括正常状态下人体及其各部分的生命活动过程、规律、机制及其功能调节等。本课程的主要任务是培养学生运用生理学知识分析、解决问题的能力,培养和形成良好的职业素质和自主学习的能力,为学习后续专业课程及终生学习奠定基础。

二、课程目标

通过本课程的学习,学生能够达到下列要求:

(一)职业素养目标

1. 具有良好的职业道德和人文精神,尊重患者、关爱患者。
2. 具有良好的服务意识,能将预防疾病、促进健康作为自己的职业责任。
3. 具有良好的人际沟通能力和团队协作精神。
4. 具有终生学习理念和不断创新精神。

(二)专业知识和技能目标

1. 具备与日常生活及临床工作有关的生理学基础知识。
2. 具有运用生理学知识进行基本健康指导的能力。
3. 具有应用生理学知识分析相关疾病发病机制和临床表现的能力。

三、学时安排

教学内容	学时数		
	理论	实践	合计
一、认识生理学	4		4
二、血液	4	2	6
三、血液循环	8	2	10
四、呼吸	4	2	6
五、消化与吸收	4		4
六、能量代谢与体温	2		2
七、尿的生成与排放	6		6
八、感觉器官	2	2	4
九、神经系统	6		6

续表

教学内容	学时数		
	理论	实践	合计
十、内分泌	4		4
十一、生殖	2		2
合　计	46	8	54

四、主要教学内容与要求

章	教学内容	教学要求	教学活动参考	参考学时	
				理论	实践
一、认识生理学	（一）生命活动的基本特征 1. 新陈代谢 2. 兴奋性 3. 适应性 4. 生殖 （二）机体与环境 1. 机体与外环境 2. 内环境与稳态 3. 机体生理功能的调节 4. 人体功能调节的反馈作用 （三）细胞的基本功能 1. 细胞膜的物质转运功能 2. 细胞的生物电现象 3. 肌细胞的收缩功能	 掌握 掌握 掌握 熟悉 熟悉 掌握 熟悉 熟悉 掌握 熟悉 了解	理论讲授 多媒体演示 案例分析 课堂讨论	4	
二、血液	（一）认识血液 1. 血液的组成 2. 血液的理化性质 （二）血液的功能 1. 血浆 2. 血细胞 （三）血液凝固与纤维蛋白溶解 1. 血液凝固 2. 纤维蛋白溶解 （四）血量、血型与输血 1. 血量 2. 血型与输血	 掌握 了解 掌握 掌握 熟悉 了解 熟悉 掌握	理论讲授 多媒体演示 案例分析 课堂讨论	4	
	实验1　ABO血型鉴定	会	技能实践		2
三、血液循环	（一）心脏生理 1. 心肌的生物电现象 2. 心肌的生理特性 3. 心脏的泵血功能 4. 心音 5. 心电图	 了解 熟悉 掌握 熟悉 了解	理论讲授 多媒体演示 案例分析 课堂讨论	8	

续表

章	教学内容	教学要求	教学活动参考	参考学时	
				理论	实践
三、血液循环	（二）血管生理 1. 血流量、血流阻力与血压 2. 动脉血压与动脉脉搏 3. 静脉血压与静脉血流 4. 微循环 5. 组织液生成与淋巴回流 （三）心血管活动的调节 1. 神经调节 2. 体液调节 3. 社会心理因素对心血管活动的影响	了解 掌握 熟悉 熟悉 熟悉 掌握 熟悉 了解			
	实验 2 人体心音听诊 实验 3 人体动脉血压的测量	能	技能实践		2
四、呼吸	（一）肺通气 1. 肺通气的原理 2. 肺容量与肺通气量 （二）气体交换与运输 1. 气体交换 2. 气体在血液中的运输 （三）呼吸运动的调节 1. 呼吸中枢 2. 呼吸运动的反射性调节	掌握 掌握 熟悉 熟悉 掌握 了解	理论讲授 多媒体演示 案例分析 课堂讨论	4	
	实验 4 肺活量的测定	能	技能实践		2
五、消化与吸收	（一）消化管各段的消化功能 1. 口腔内消化 2. 胃内消化 3. 小肠内消化 4. 大肠的功能 （二）吸收 1. 吸收部位 2. 几种主要营养物质的吸收 （三）消化器官活动的调节 1. 神经调节 2. 体液调节 3. 社会心理因素对消化活动的调节	熟悉 掌握 掌握 了解 掌握 熟悉 熟悉 了解 了解	理论讲授 多媒体演示 案例分析 课堂讨论	4	
六、能量代谢与体温	（一）能量代谢 1. 机体能量的来源与利用 2. 影响能量代谢的因素 3. 基础代谢 （二）体温 1. 正常体温及测量方法 2. 体温的生理变化 3. 体温调节	了解 掌握 熟悉 掌握 掌握 了解	理论讲授 多媒体演示 案例分析 课堂讨论	2	

续表

章	教学内容	教学要求	教学活动参考	参考学时	
				理论	实践
七、尿的生成与排放	(一)尿生成的过程 1. 肾小球的滤过 2. 肾小管和集合管的重吸收 3. 肾小管和集合管的分泌 (二)影响尿生成的因素 1. 影响肾小球滤过的因素 2. 影响肾小管、集合管重吸收和分泌的因素 (三)尿液及其排放 1. 尿液 2. 尿的排放	掌握 熟悉 了解 掌握 熟悉 掌握 熟悉	理论讲授 多媒体演示 案例分析 课堂讨论	6	
八、感觉器官	(一)视觉器官 1. 眼的折光功能 2. 眼的感光功能 3. 与视觉有关的几种生理现象 (二)听觉器官与前庭器官 1. 听觉器官 2. 前庭器官 3. 前庭反应	熟悉 掌握 掌握 熟悉 了解	理论讲授 多媒体演示 案例分析 课堂讨论	2	
	实验5　瞳孔反射 实验6　色觉检查	能 会	技能实践		2
九、神经系统	(一)神经系统功能活动的基本原理 1. 神经元与神经纤维 2. 突触与突触传递 3. 神经递质与受体 4. 中枢兴奋传递的特征 (二)神经系统的感觉功能 1. 脊髓的感觉功能 2. 丘脑及其感觉投射系统 3. 大脑皮质的感觉功能 4. 痛觉 (三)神经系统对躯体运动的调节 1. 兴奋由神经向肌肉的传递 2. 脊髓对躯体运动的调节 3. 脑干对躯体运动的调节 4. 小脑对躯体运动的调节 5. 基底神经节对躯体运动的调节 6. 大脑皮质对躯体运动的调节 (四)神经系统对内脏活动的调节 1. 自主神经的主要生理功能及意义 2. 内脏活动的中枢调节 (五)脑的高级功能 1. 条件反射 2. 大脑皮质的语言功能 3. 脑电图 4. 觉醒与睡眠	了解 熟悉 熟悉 熟悉 了解 掌握 熟悉 了解 了解 熟悉 熟悉 掌握 了解 熟悉 熟悉 熟悉 掌握 了解 了解 了解	理论讲授 多媒体演示 案例分析 课堂讨论	6	

续表

章	教学内容	教学要求	教学活动参考	参考学时	
				理论	实践
十、内分泌	（一）激素 　1. 激素的分类 　2. 激素作用的一般特征 （二）下丘脑与垂体 　1. 下丘脑与垂体的功能联系 　2. 腺垂体 　3. 神经垂体 （三）甲状腺与甲状旁腺 　1. 甲状腺激素 　2. 甲状旁腺激素与降钙素 （四）胰腺 　1. 胰岛素 　2. 胰高血糖素 （五）肾上腺 　1. 肾上腺皮质 　2. 肾上腺髓质	了解 了解 了解 掌握 熟悉 掌握 熟悉 掌握 熟悉 掌握 熟悉	理论讲授 多媒体演示 案例分析 课堂讨论	4	
十一、生殖	（一）男性生殖 　1. 睾丸的功能 　2. 睾丸功能的调节 （二）女性生殖 　1. 卵巢的功能 　2. 卵巢功能的调节 　3. 月经周期及其形成机制 　4. 妊娠与分娩	熟悉 了解 熟悉 了解 了解 了解	理论讲授 多媒体演示 案例分析 课堂讨论	2	

五、说明

（一）教学安排

本课程标准主要供中等卫生职业教育医学影像技术专业教学使用,第二学期开设,总学时为 54 学时,其中理论教学 46 学时,实践教学 8 学时。学分为 3 学分。

（二）教学要求

1. 本课程对知识部分教学目标分为掌握、熟悉、了解三个层次。掌握:指对基本知识、基本理论有较深刻的认识,并能综合、灵活地运用所学的知识解决实际问题。熟悉:指能够领会概念、原理的基本含义,解释现象。了解:指对基本知识、基本理论能有一定的认识,能够记忆所学的知识要点。

2. 本课程重点突出以岗位胜任力为导向的教学理念,技能目标分为熟练掌握和学会两个层次。熟练掌握:指能独立、规范地解决实践技能问题,完成实践技能操作。学会:指在教师的指导下能初步实施实践技能操作。

（三）教学建议

1. 本课程依据医学影像技术岗位的工作任务、职业能力要求,强化理论实践一体化,突出"做中学、学中做"的职业教育特色,根据培养目标、教学内容和学生的学习特点以及执业资格考试要求,提倡项目教学、案例教学、任务教学、角色扮演、情景教学等方法,利用校内外实训基地,将学生的自主学习、合作学习和教师引导教学等教学组织形式有机结合。

2. 教学过程中,可通过测验、观察记录、技能考核和理论考试等多种形式对学生的职业素养、专业知识和技能进行综合考评。应体现评价主体的多元化,评价过程的多元化,评价方式的多元化。评价内容不仅关注学生对知识的理解和技能的掌握,更要关注利用知识在临床实践中运用与解决实际问题的能力,重视职业素质的形成。